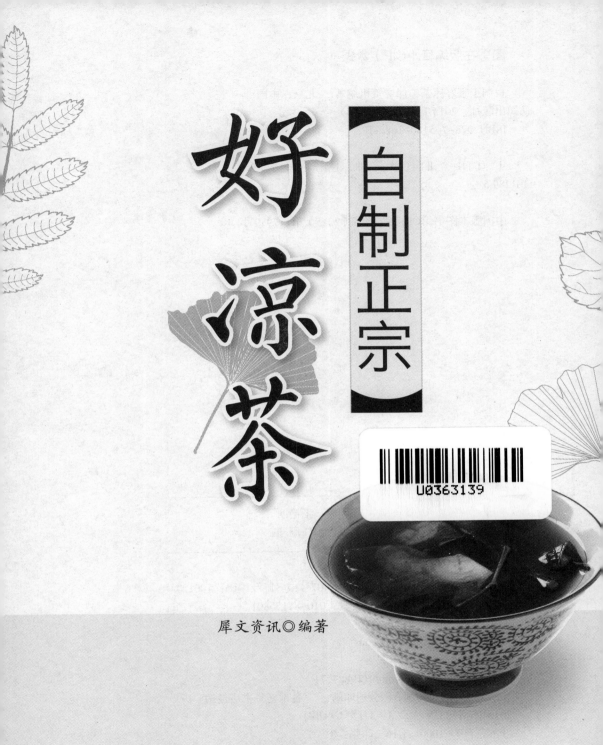

自制正宗

好凉茶

犀文资讯◎编著

U0363139

中国纺织出版社

图书在版编目（CIP）数据

自制正宗好凉茶／犀文资讯编著.--北京：中国
纺织出版社，2015.7（2024.4重印）
ISBN 978-7-5180-1686-0

Ⅰ.①自… Ⅱ.①犀… Ⅲ.①茶剂—验方 Ⅳ.
①R289.5

中国版本图书馆CIP数据核字（2015）第117979号

责任编辑：郭沫　　　责任印制：王艳丽
版式设计：水长流文化　封面设计：任珊珊

中国纺织出版社出版发行
地址：北京市朝阳区百子湾东里A407号楼　邮政编码：100124
销售电话：010-67004422　传真：010-87155801
http://www.c-textilep.com
E-mail: faxing@c-textilep.com
中国纺织出版社天猫旗舰店
官方微博http://weibo.com/2119887771
北京兰星球彩色印刷有限公司印刷　　各地新华书店经销
2015年7月第1版　2024年4月第3次印刷
开本：710×1000　1/16　印张：8
字数：74千字　定价：59.80元

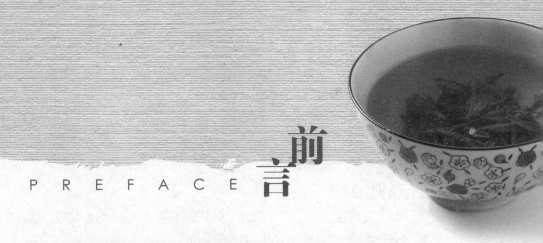

凉茶，主要是指利用性质寒凉的药物煎泡而成的食疗汤药。夏天喝，可以消除体内暑气；冬天喝，可以辅助治疗因干燥引起的喉咙疼痛等；平时喝，可以防治感冒、润肠通便、健胃消食、降压减脂、增强免疫力等。难怪广东人说，"生命源于水，健康源于凉茶"。

中医认为，"热自外受，火自内生"。降解"热""火"的最好办法莫过于利用相克之药调和，而煎泡凉茶的原料多为寒性，常服自然能够清热解毒、滋阴降火。所以，吃火锅、吃小龙虾、吃烧烤……凡是吃了让人体内火上升的食物，都可以通过饮凉茶来清热解毒。

传说凉茶最早源于东晋道学医药家葛洪。葛洪南下后目睹了两广地区瘴疠流行、民不聊生的状况，于是潜心研究岭南各种温病医药。后来，他所遗下的医学专著以及后世劳动人民长期总结的丰富经验，最终形成了底蕴深厚的岭南凉茶文化。

以简单易用、对症实用为宗旨，本书精选了近150道凉茶方剂，分别归类为经典凉茶、夏日降火、清咽利喉、防治感冒、润肺止咳、清肝明目、润肠通便、凉血散热、消炎解毒、降压减脂、健胃消食、男女常饮、小儿适用等。希望本书能够帮助大家了解凉茶，选用凉茶。谬误之处，恳请指正。

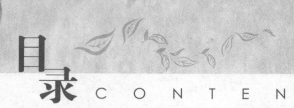

目录
CONTENTS

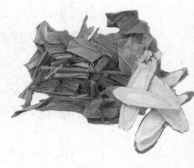

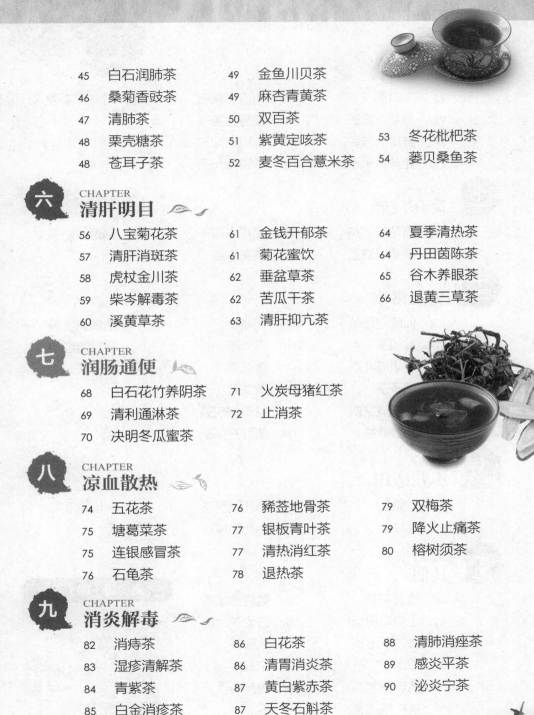

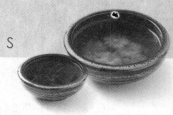

CONTENTS

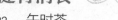

CHAPTER 十
健胃消食

CHAPTER 十一
降压减脂

CHAPTER 十二
男女常饮

CHAPTER 十三
小儿适用

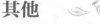

CHAPTER 十四
其他

温 | 馨 | 提 | 示

本书中所有凉茶配方仅为辅助食疗，不能替代正式的治疗，且依个人体质、病史、年龄、性别、季节、用量区别而有所不同。若有不适，以遵照医生的诊断与建议为宜。

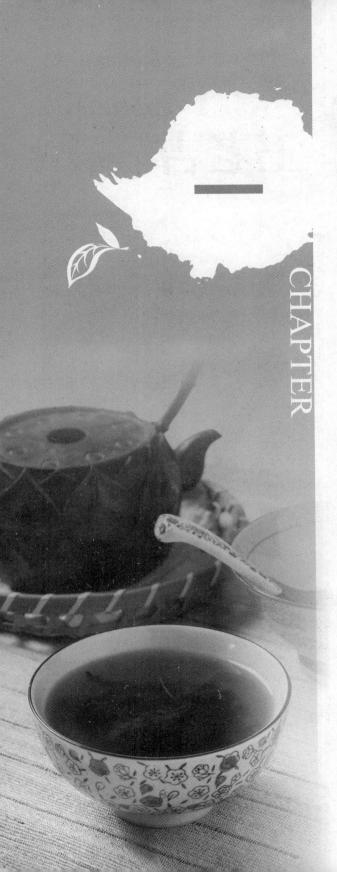

经典凉茶

广东凉茶品种繁多，可若论历史最悠久、知名度最高的无疑要数王老吉、斑砂、桑菊茶这几味了。依靠大众化的口味，出色的药效，这些经典凉茶早已脱离了传统凉茶铺的生产形式，实现了批量化生产。据统计，2008年我国凉茶产量出现了爆炸性增长，一举赶上和超越了世界饮料巨头可口可乐！更为难能可贵的是，在长久的经营和积淀中，它们的意义早已超出了凉茶本身，进而渐渐上升为一种文化。

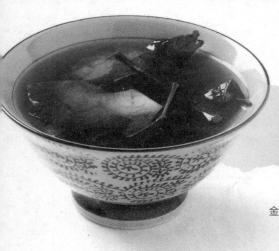

王老吉

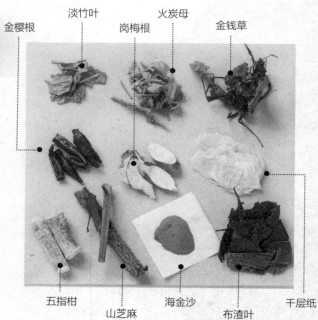

金樱根　淡竹叶　岗梅根　火炭母　金钱草

五指柑　山芝麻　海金沙　布渣叶　干层纸

 药材百科

广式

　　王老吉的发明者就是清朝道光年间的鹤山人王泽邦（乳名阿吉）。据说当时有个道士在瘟疫蔓延时传授了一张药方给阿吉，后来阿吉就照方煮茶，帮助百姓成功击退了瘟疫，而这张茶方就是盛行至今的王老吉凉茶。

配方 Formula

岗梅根30克，山芝麻、金樱根、金钱草各15克，干层纸3克，火炭母、五指柑各12克，布渣叶、淡竹叶各10克，海金沙适量。

功效 Effect

清热解暑、除湿生津，适用于四时感冒、发热咽痛、口干尿赤等症。

制法 Method

清水4碗煎至1碗，分2次1日服完。

药理 Pharmacology

岗梅根清热解毒，止渴生津；山芝麻凉血泻火，滑肠通便；金樱根、海金沙、金钱草消热解毒，利尿消炎；干层纸润肺止咳；火炭母清热利湿，凉血解毒；五指柑解表发汗，祛风除湿；布渣叶消积除滞；淡竹叶清火除烦。

禁忌 Taboo

孕妇慎服。

斑砂

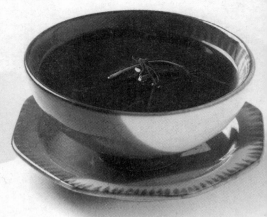

玄参　　天花粉　　地骨皮

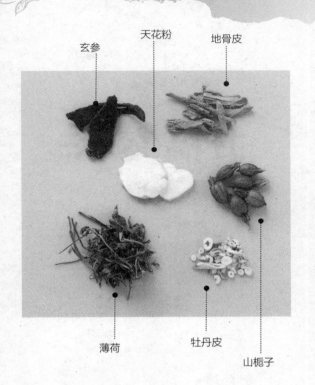

薄荷　　牡丹皮　　山栀子

 药材百科

　　天花粉为葫芦科植物栝蒌的根，又名栝楼根、花粉、楼根、白药、瑞雪等，是一种常用中药。天花粉具有清热泻火，生津止渴，排脓消肿的功效。主治热病口渴、黄疸、肺燥咳血、痈肿、痔瘘。治疗糖尿病时，常与滋阴药配合使用，以达到标本兼治的作用。现代医学研究表明，天花粉蛋白还有抑制艾滋病病毒的作用。

配方 Formula
天花粉、牡丹皮、薄荷、地骨皮、山栀子、玄参各10克。

功效 Effect
清热解毒，凉血消斑。

制法 Method
清水3碗煎至1碗，温服。

药理 Pharmacology
天花粉养阴生津；牡丹皮活血散淤；地骨皮清肺降火；山栀子凉血解毒；玄参清咽利喉。

禁忌 Taboo
忌食姜、蒜等辛热之品。孕妇慎用。

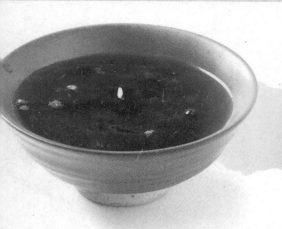

平肝清热茶

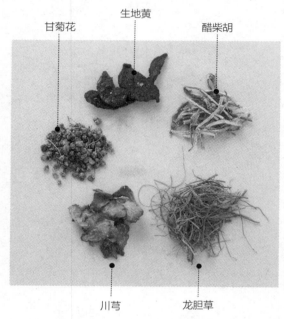

甘菊花　生地黄　醋柴胡

川芎　龙胆草

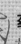

药材百科

龙胆草为龙胆科植物，是龙胆、条叶龙胆、三花龙胆和滇龙胆的根和根茎，具有清热、泻肝、定惊之功效。《本草纲目》中记载："性味苦，涩，大寒，无毒。主治骨间寒热、惊病邪气，继绝伤，定五脏，杀虫毒。"

配方 Formula

龙胆草、醋柴胡、川芎各1.8克，甘菊花、生地黄各3克。

功效 Effect

清肝排毒、凉散风热，适用于肝气郁结、肝脾湿热。

制法 Method

加水煎汁或直接冲泡，代茶饮用。每天1～2剂。

药理 Pharmacology

龙胆草、醋柴胡疏散肝郁；甘菊花、生地黄、川芎清热解毒、祛风止痛。

禁忌 Taboo

脾胃虚弱便泄及无湿热实火者忌服。勿空腹服用。

凉茶小贴士

据说平肝清热茶乃清廷流出的秘方，当年颇受慈禧太后青睐。

桑菊茶

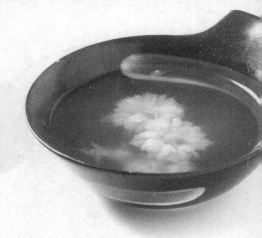

白糖　　　　　桑叶

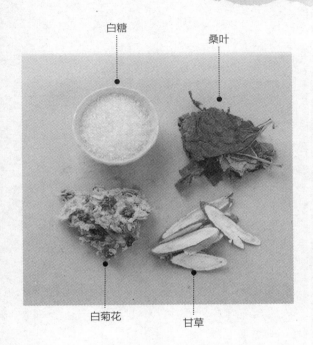

白菊花　　　　甘草

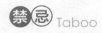

药材百科

桑叶为桑科植物桑的干燥老叶，全国大部分地区多有生产，尤以长江中下游及四川盆地桑区为多。原植物喜温暖湿润气候，稍耐荫，耐旱，不耐涝，耐贫瘠，对土壤适应性强。味苦、甘，性寒，归肺、肝经。有疏散风热、清肺润燥、清肝明目之功效。临床上习惯认为经霜者质佳，称"霜桑叶"或"冬桑叶"。

配方 Formula

桑叶、白菊花各10克，甘草3克，白糖适量。

功效 Effect

散热润喉，清肝明目，对风热感冒有一定疗效。

制法 Method

将桑叶、白菊花、甘草加水煮沸。饮用时可伴以适量白糖。

药理 Pharmacology

菊中提炼的挥发油，含有菊花酮、龙脑、乙酸龙脑酯等营养素，能够抑制多种杆菌活动；桑叶味甘性寒，归肺、肝经，有解痉抗炎的作用。

禁忌 Taboo

虚寒体质者慎服。

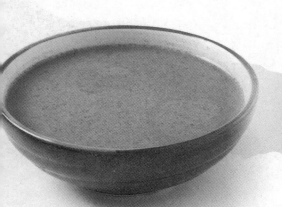

单方火麻仁

火麻仁

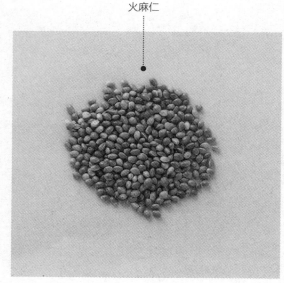

药材百科

《药品化义》曰："麻仁，能润肠，体润能去燥，专利大肠气结便闭。凡老年血液枯燥，产后气血不顺，病后元气未复，或禀弱不能运行皆治。大肠闭结不通，不宜推荡，亦不容久闭，以此同紫菀、杏仁润其肺气，滋其大肠，则便自利矣。"

🍃 配方 Formula

火麻仁25克。

功效 Effect

清咽利肺、健胃消渴、润肺滑肠，可用于肠燥便秘、肺燥咽痛、脾虚口渴等症。

🍵 制法 Method

火麻仁去壳炒香，加少许冷水研烂；再加冷开水1碗搅匀。去渣后伴以少许白糖饮用。

✦ 药理 Pharmacology

火麻仁为桑科植物大麻的种子，性味甘平，入脾、肺、大肠，滋阴化燥，润肺利咽。所含的脂肪油对肠壁和粪便起润滑作用，利于通便。

禁忌 Taboo

过量服用火麻仁容易中毒。

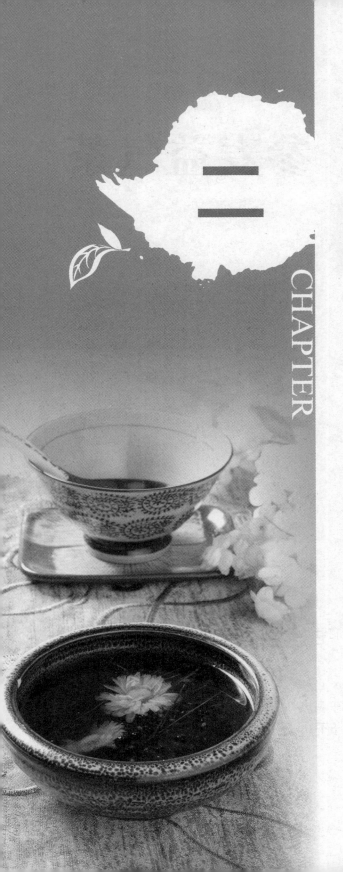

夏日降火

二

顾名思义，凉茶的主要特点就是"凉"。每逢夏季暑热难熬，凉茶的"凉"就显得弥足珍贵。夏日在南方，走街串巷，总能发现大人小孩围站在凉茶铺的招牌下，手里拿着装满各种凉茶的纸杯。此时的凉茶与其说是一种汤药，还不如说它是一种解渴饮料。看人们痛快畅饮的样子，真是丝毫不逊色于喝啤酒时的爽快！本节介绍的数款凉茶口味清凉，祛热解湿，十分适合大家在炎炎夏日里饮用。

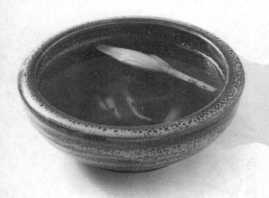

参麦益气茶

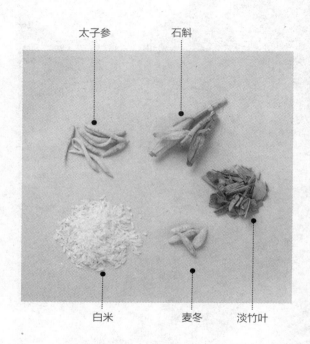

太子参　石斛

白米　麦冬　淡竹叶

药材百科

太子参出自《本草从新》："太子参，虽甚细如参条，短紧结实，而有芦纹，其力不下大参。" 据《本草从新》《纲目拾遗》《饮片新参》等书，太子参原指五加科植物人参之小者，现在商品则普遍用石竹科植物异叶假繁缕的块根。它虽有滋补功用，但其力较薄。

🍃 配方 Formula

太子参20克，麦冬15克，淡竹叶、石斛各10克，白米适量。

🗔 功效 Effect

清解暑热、益气生津，适用于暑热伤津引起的身热、口干、汗不止等症。

🍲 制法 Method

清水5碗煎至2碗。

✤ 药理 Pharmacology

太子参又名孩儿参、四叶参，味甘性温，有补虚益气之效；淡竹叶清心除烦；麦冬、石斛滋阴清热。

禁忌 Taboo

素体阳虚，脾胃虚寒者不宜使用本方。

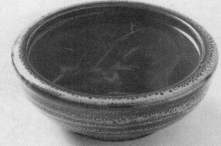

竹叶清心茶

甘草　　　　淡竹叶　　　薄荷

配方 Formula

淡竹叶15克，甘草10克，薄荷3克。

功效 Effect

清心除烦、消暑祛湿，适用于暑热、口渴、小便赤黄等症。

制法 Method

清水800毫升，连同淡竹叶、甘草共煎10分钟；加入薄荷煮沸片刻，隔渣饮用。

药理 Pharmacology

淡竹叶又名竹麦冬、长竹叶、山鸡米。性寒味淡，归心、胃、小肠经。主治热病烦渴、小便赤涩淋痛、口舌生疮等症。

禁忌 Taboo

此茶属夏日清凉饮料，多服有益。

洋参麦冬茶

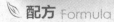

西洋参　　麦冬　　　灯心草

蜜枣　　　　　　　白米

配方 Formula

西洋参3克，麦冬10克，灯心草6扎，蜜枣3颗，白米适量。

功效 Effect

益气清暑，养阴生津。

制法 Method

清水3碗煎至1碗，分2次温服。

药理 Pharmacology

西洋参清热益气，生津扶正；麦冬养阴生津，可以补充长期发热导致的津液缺少；灯心草清心除烦；蜜枣润燥；白米护肠养胃。

禁忌 Taboo

脾胃虚寒者不宜服用。

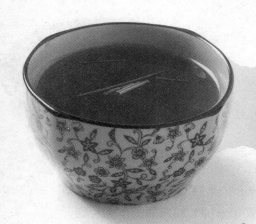

淡竹叶根茶

淡竹叶干根

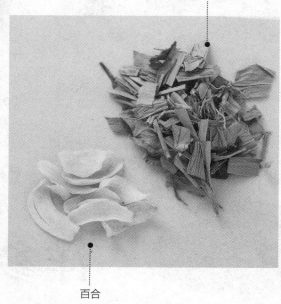

百合

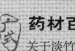

药材百科

广式

关于淡竹叶有一段传奇故事。据说有一次诸葛亮得知张飞久攻曹操大营不下，于是便连忙送去了"美酒"劳军。曹操听闻这一消息后，连夜袭营，以图歼灭酩酊大醉的蜀军。不料张飞的军队不但没有喝醉，反而人人生龙活虎，将偷袭的曹军打得落花流水。原来足智多谋的诸葛亮送来的根本不是什么"美酒"，而是能够清热泻火、解毒治病的淡竹叶汤。

🍃 配方 Formula

淡竹叶干根60克，百合30克。

功效 Effect

清热泻火、生津利尿，主治暑热烦渴、咽痛、热病口疮、目赤心烦、夜睡不宁、小便刺痛等症。

🍵 制法 Method

清水4碗煎至1碗饮用。

✦ 药理 Pharmacology

淡竹叶性寒味甘，利小便、清心火。

禁忌 Taboo

虚寒出血、脾胃不佳者忌服。

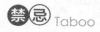

凉茶小贴士

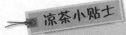

如无淡竹叶干根，可用淡竹叶30克代替，功效相近。

茅根竹蔗水

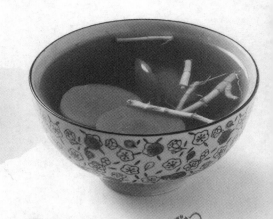

茅根　　　　　竹蔗

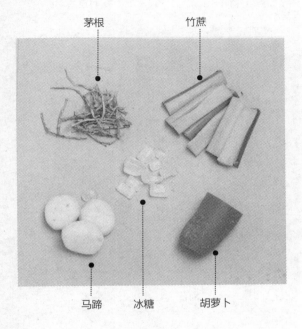

马蹄　　冰糖　　胡萝卜

配方 Formula

茅根150克，竹蔗12条（每条长约20厘米），胡萝卜半根，马蹄、冰糖各适量。

功效 Effect

清热泻火、润燥解毒。

制法 Method

胡萝卜、竹蔗洗净切块，茅根洗净后扎捆（以便隔渣）；将1500毫升清水煮沸，加入所有材料烧开；转慢火煲2小时（期间可加入适量冰糖），隔渣饮用。

药理 Pharmacology

茅根、竹蔗以及胡萝卜含有多种糖类，口感清甜、营养丰富，为夏日消暑解渴之良品。

禁忌 Taboo

老少皆宜。

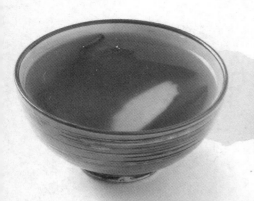

荷叶凉茶

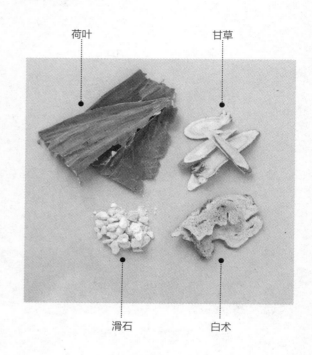

荷叶　　　　　　甘草

滑石　　　　　　白术

药材百科

荷叶是典型的"药食两用"食物。其富含的黄酮类物质是大多数氧自由基的清除剂，可以提高超氧化物歧化酶的活力，减少丙二醛及氧化低密度脂蛋白的生成，增加冠脉流量。它对实验性心肌梗死有对抗作用：对急性心肌缺血有保护作用：对治疗冠心病、高血压等有显著效果：对降低舒张压，防治心律失常、心血管病等也起重要作用。

配方 Formula

荷叶半张，滑石、白术各10克，甘草6克。

功效 Effect

防暑降温，利尿通淋。

制法 Method

荷叶撕碎与其他配料共煮20分钟。去渣取汁，伴以少量白糖饮用。

药理 Pharmacology

荷叶含莲碱、原荷叶碱、荷叶碱等多种生物碱及维生素C，具有清热解毒、凉血止血之效。滑石又名冷石，是一种常见的硅酸盐矿物，用于热淋石淋、尿热涩痛、暑湿烦渴等症。白术健脾益气、燥湿利水。

禁忌 Taboo

胃寒疼痛和体虚气弱者忌食。

薄荷凉茶

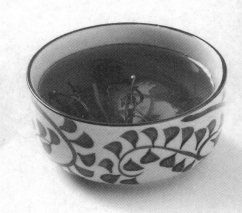

薄荷叶　　　　　白糖

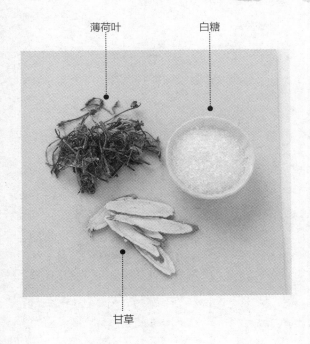

甘草

药材百科

薄荷，俗名银丹草。多生于山野湿地河旁，根茎横生地下。全株青气芳香。叶对生，花小淡紫色，唇形，花后结暗紫棕色的小粒果。薄荷是中华常用中药之一。它是辛凉性发汗解热药，可治流行性感冒、头疼、目赤、身热、咽喉及牙床肿痛等症。处用可治神经痛、皮肤瘙痒、皮疹和湿疹等。

🍃 配方 Formula
薄荷叶、甘草各6克，白糖适量。

🀄 功效 Effect
提神醒脑、清咽利喉。

🍵 制法 Method
连同1000毫升清水沸煮5分钟，加糖饮用。

☀ 药理 Pharmacology
薄荷叶含薄荷油、薄荷霜、樟脑萜、碳水化合物、矿物质、维生素等物质，有疏风散热、清利咽喉、透疹止痒、消炎镇痛的作用。

禁忌 Taboo
薄荷有抑制乳汁分泌的作用，哺乳者忌用。

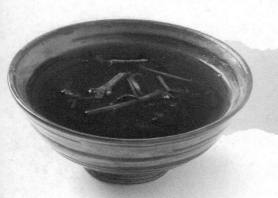

香兰凉茶

药材百科

传说当年深山里居住着一户人家，男人常年从军在外，家里只剩下姑嫂二人相依为命。有一次嫂子中暑晕倒，年轻的妹妹便不辞艰险闯进危机四伏的丛林里为她采药。药草采回来了，嫂子转危为安，可是妹妹却因为不慎中了蛇毒而去世。为了纪念她，嫂子便以妹妹的姓名命名了这种药草。她的名字，正是"藿香"。

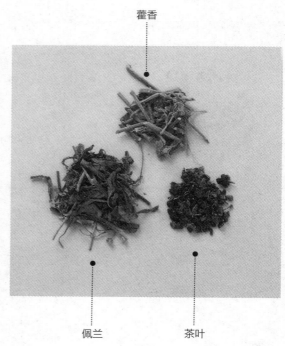

藿香

佩兰　　　　茶叶

🍃 配方 Formula

藿香、佩兰各9克，茶叶6克。

功效 Effect

解热祛风、清暑化湿、开胃止呕。

🥄 制法 Method

冲入500毫升开水，盖焖5分钟后饮用。

✦ 药理 Pharmacology

藿香可刺激胃黏膜，促进胃液分泌；佩兰挥发油对流行性感冒病毒有抑制作用。两者配合使用，能够解暑发表、治疗湿温。

禁忌 Taboo

佩兰微毒，阴虚、气虚人士及孕妇忌服。

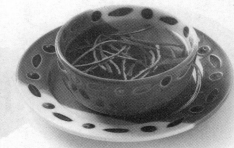

陈皮凉茶

陈皮

白糖

🍃 **配方** Formula

陈皮10克，白糖若干。

🔲 **功效** Effect

消暑止咳，健胃化痰。

🥣 **制法** Method

陈皮洗净、撕块，冲入开水盖住焖10分钟后去渣饮用。

✳ **药理** Pharmacology

陈皮燥湿、化痰、理气健脾，主治脾胃气滞、消化不良。

🈲🈲 **Taboo**

气虚体燥、阴虚燥咳、吐血及内有实热者慎服。

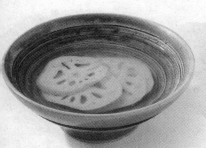

鲜藕凉茶

🍃 **配方** Formula

鲜藕75克，白糖适量。

鲜藕

白糖

🔲 **功效** Effect

祛火化淤，益血补心。

🥣 **制法** Method

鲜藕洗净切片，加水750克并煮至水量的2/3，饮用时可放入适量白糖。

✳ **药理** Pharmacology

鲜藕含丰富的钙、磷、铁及20%的糖类物质，常吃能够凉血行淤、清热润肺。

🈲🈲 **Taboo**

藕性偏凉，产妇不宜过服。

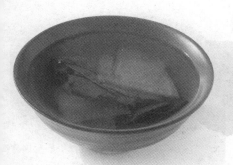

消暑冬瓜茶

发热、膀胱炎、尿道炎、血尿、湿火骨痛等症。

老冬瓜　　鲜狗肝菜　　鲜莲叶　　薏米

配方 Formula

老冬瓜（连皮、仁）250克，鲜狗肝菜90克，鲜莲叶1小片，薏米60克。

功效 Effect

清热解暑、利尿消炎，可用于感冒

制法 Method

清水8碗煎至2碗饮用。

药理 Pharmacology

冬瓜、莲叶清热解暑，薏米利尿渗湿，鲜狗肝菜清热解毒。

禁忌 Taboo

该茶药性偏凉，孕妇和脾胃虚寒者慎服。

西瓜皮凉茶

西瓜皮　　菊花　　金银花　　冰糖

配方 Formula

西瓜皮若干，菊花、金银花、冰糖各适量。

功效 Effect

祛暑利尿、解毒排热。常饮能够开胃食，促进代谢，滋养身体。

制法 Method

保留西瓜皮表面部分煮沸取汁，放入适量菊花、金银花和冰糖后凉凉饮用。

药理 Pharmacology

西瓜皮具有利尿作用，善治肾炎水肿、肝病黄疸及糖尿病等症。

禁忌 Taboo

感冒初期者慎服。

淡盐凉茶

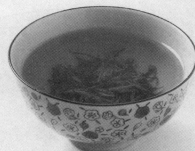

绿茶

食盐

🍃 配方 Formula
绿茶5克，食盐2克。

功效 Effect
止渴、解热、除烦。

🍵 制法 Method
开水冲泡，加以食盐。

✤ 药理 Pharmacology
绿茶具有防癌、抗衰老、降血脂、瘦身美容等功效。绿茶配以少量食盐，能够预防脱水和休克，十分适合夏季饮用。

禁忌 Taboo
没有禁忌，老少皆宜。

菊花茶

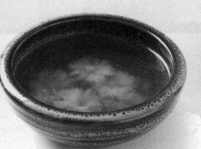

菊花

🍃 配方 Formula
菊花30克。

功效 Effect
菊花茶药效颇高，对口干、火旺、目涩，或由风、寒、湿引起的肢体疼痛、麻木均有一定的疗效。

🍵 制法 Method
清水2碗煎成大半碗或直接用开水浸泡饮用。

✤ 药理 Pharmacology
菊花一般分为白菊、黄菊及甘菊三种。其中白菊长于清肝明目，黄菊胜在疏风散热，甘菊则擅长解毒消炎。

禁忌 Taboo
体寒贫血者及孕妇慎服。

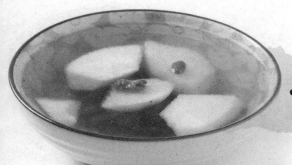

雪梨菊花茶

药材百科

《本草纲目》记载："梨者，利也，其性下行流利。"雪梨能治风热，具有润肺、凉心、消痰、降火、解毒的作用。因此对急性气管炎和上呼吸道感染的患者出现的咽喉干、痒、痛、音哑、痰稠以及便秘、尿赤均有疗效。

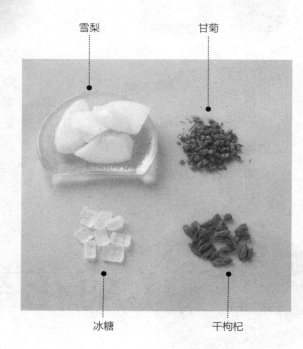

雪梨　　　　　　甘菊

冰糖　　　　　　干枸杞

🍃 **配方** Formula

雪梨1个，白菊或甘菊20朵，干枸杞、冰糖各20克。

🔲 **功效** Effect

清热泻火、平肝明目。

🍲 **制法** Method

雪梨洗净，去皮切块；甘菊放水煮沸，焖5分钟；放入雪梨块及其他配料，大火烧开转小火煮30分钟即可。

✛ **药理** Pharmacology

雪梨味甘性寒，含苹果酸、柠檬酸、维生素B$_1$、维生素B$_2$、维生素C等营养素，有生津润燥、清热化痰之功效；菊花散风清热，适用于风热感冒、目赤肿痛等症。

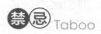

禁忌 Taboo

雪梨性寒，脾胃虚寒、腹冷、血虚者不宜多服。

绿豆菊花茶

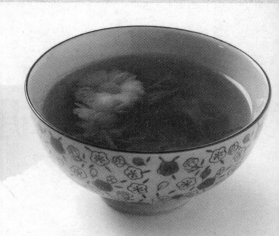

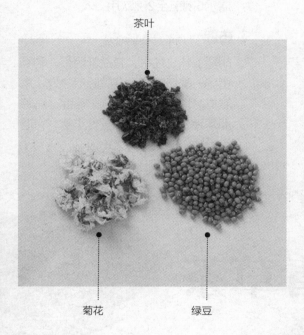

茶叶

菊花　　绿豆

药材百科

广式

　　绿豆是夏令饮食中的上品，更高的价值是它的药用。盛夏酷暑，人们喝些绿豆粥，甘凉可口，防暑消热。小孩因天热起痱子，用绿豆和鲜荷煮水服用，效果更好。若用绿豆、赤小豆、黑豆煎汤，既可治疗暑天小儿消化不良，又可治疗小儿皮肤病及麻疹。常食绿豆，对高血压、动脉硬化、糖尿病、肾炎有较好的辅助治疗作用。此外绿豆还可以作为外用药，嚼烂后外敷治疗疮疖和皮肤湿疹。如果得了痤疮，可以把绿豆研成细末，煮成糊状，在就寝前洗净患部，涂抹在患处。

配方 Formula
绿豆50克，菊花15克，茶叶10克。

功效 Effect
疏风散热，清凉解毒。

制法 Method
绿豆捣烂，清水4碗煎至2碗。早晚服用。

药理 Pharmacology
绿豆清热解暑，菊花清肝明目。

禁忌 Taboo
风寒感冒、脾胃虚寒、便溏者忌用。

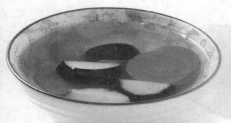

胡萝卜马蹄水

胡萝卜　　　马蹄

🍃 配方 Formula

胡萝卜250克，马蹄250克。

功效 Effect

清热解毒，养阴生津。可用于水痘麻疹、痱子密集等症。

🍵 制法 Method

清水5碗煎至2碗饮用。

⊕ 药理 Pharmacology

胡萝卜味甘性平，有益肝明目、利膈宽肠、降糖降脂、健脾除疳之效，常服更可增强免疫力，预防癌症。马蹄即荸荠，口味爽甜、营养丰富，有温中益气、清热开胃之功效。

禁忌 Taboo

无，老少皆宜。

青草茶

青皮　　　草何车　　　白芍　　　紫苏木

🍃 配方 Formula

青皮15克，草何车30克，白芍20克，紫苏木6克。

功效 Effect

清热活血、舒肝止痛。

🍵 制法 Method

头煎，清水3碗煎至1碗；二煎，清水2碗煎至半碗。分2次服用。

⊕ 药理 Pharmacology

草何车清热解毒，青皮温通苦涩，白芍柔肝护肝，苏木活血行淤。

禁忌 Taboo

胃寒者不宜服用。

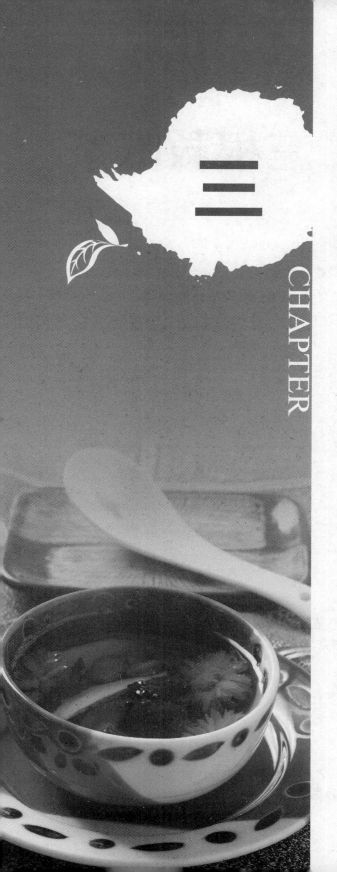

清咽利喉

CHAPTER 三

咽喉肿痛是口咽和喉咽病变的主要症状，以咽喉部红肿疼痛、吞咽不适为特征，又称"喉痹"。中医学认为，外感风热、肺胃实热及肾阴不足都会造成咽喉肿痛、撕音失声等症。咽喉病的患者不但感到喉部不适，严重者甚至还会寒热头痛、吞咽困难，极大地影响日常工作和生活。一般说来，治咽喉用药主要包括胖大海、蝉蜕、石膏等。本节介绍的凉茶或从宣肺开始，或由泻热入手，均能起到较好的清咽利喉效果。

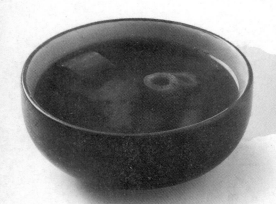

三根救喉茶

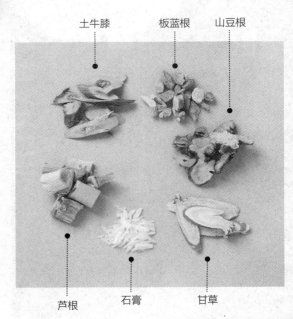

土牛膝　　板蓝根　　山豆根

芦根　　石膏　　甘草

药材百科

　　鲜芦根，呈长圆柱形，有的略扁，长短不一，直径1～2厘米，表面黄白色，有光泽，外皮疏松可剥离，节呈环状，有残根及芽痕。体轻，质韧，不易折断。切断面黄白色，中空，壁厚1～2毫米，有小孔排列成环，无臭，味甘。干芦根呈扁圆柱形，节处较硬，节间有纵皱纹。

配方 Formula

板蓝根30克，山豆根、芦根、石膏各20克，土牛膝15克，甘草6克。

功效 Effect

泻热解毒，利咽消肿。适用于化脓性扁桃体炎引起的咽痛剧烈、喉核红肿等症。

制法 Method

头煎，清水3碗煎至1碗，饭后顿服；二煎，清水2碗煎至1碗，慢慢咽服。

药理 Pharmacology

板蓝根、山豆根、石膏、土牛膝清热泻火、利咽解毒；芦根散结利喉；甘草解毒和中。

Taboo

忌刺激性食物。

百部桑杏茶

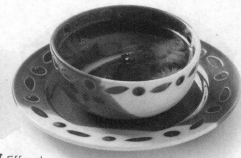

百部　　　桑叶　　　菊花

杏仁　　　　　甘草

配方 Formula

百部9克，桑叶、菊花各10克，杏仁6克，甘草3克。

功效 Effect

疏风清肺、止咳化痰。

制法 Method

清水3碗煎至1碗，2次服用。

药理 Pharmacology

百部性温味甘，入肺经，主治风寒咳嗽、百日咳、慢性支气管炎等症。

禁忌 Taboo

阴亏郁火者不宜多服。

玄参茶

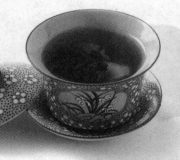

玄参　　　射干　　　天花粉　　　麦冬

配方 Formula

玄参30克，射干10克，天花粉12克，麦冬15克，山豆根10克，甘草6克。

功效 Effect

滋阴降火，消肿止痛。适用于阴虚火旺而致急性扁桃体炎。

制法 Method

清水5碗煎至2碗，代茶频服。

药理 Pharmacology

玄参清上泻下，消除心肾之火，天花粉、麦冬助之；山豆根、射干清热散结、化痰消肿；甘草泻火解毒、调和诸药。

禁忌 Taboo

服用时忌辛辣食物。急性扁桃体有表证者不宜使用本方。

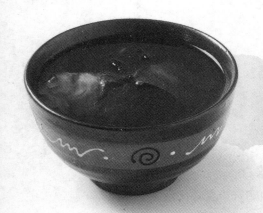

清音蝴蝶茶

 药材百科

　　木蝴蝶主产于云南思茅、普洱、墨江，广西百色、宁明、龙津，贵州安龙、望谟、罗甸。此外，海南、广东和四川有少量生产。木蝴蝶花冠大，紫红色，果长而大，似船也似剑，种子似白色蝴蝶，是夏、秋季理想的观花和观果植物。种子可入药，具有润肺、舒肝、和胃、生肌的功效。

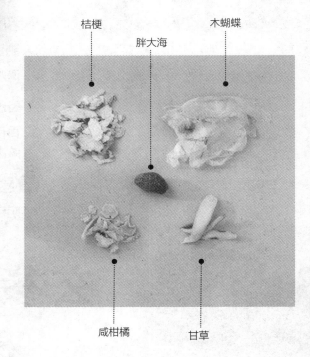

桔梗　　胖大海　　木蝴蝶

咸柑橘　　甘草

配方 Formula

木蝴蝶、甘草各6克，胖大海2粒，桔梗10克，咸柑橘适量。

功效 Effect

清音利咽、润肺开音，适用于急性咽炎恢复期、慢性咽炎等症。

制法 Method

洗净配料，沸水浸泡20分钟，代茶饮用。

药理 Pharmacology

木蝴蝶又名千张纸、玉蝴蝶，味苦性凉，清肺利咽；桔梗宣肺清泄，载药上行；胖大海味甘性凉，清嗓利咽，为喉科要药；甘草和中。

禁忌 Taboo

胖大海微毒，每次使用不得超过3粒。

芦根开声茶

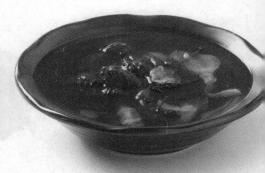

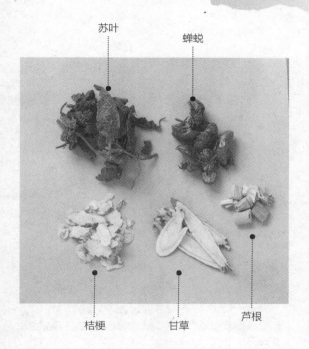

苏叶　蝉蜕

桔梗　甘草　芦根

🌿 配方 Formula

芦根20克，桔梗15克，蝉蜕、苏叶、甘草各10克。

功效 Effect

宣肺清热，利咽开声。主治声音嘶哑、干痒而咳。

🍵 制法 Method

清水5碗煎至1碗，代茶饮用。

✦ 药理 Pharmacology

忌食刺激性食物。

📖 药材百科

蝉蜕，全形似蝉而中空，稍弯曲。长3～4厘米，宽1.5～2厘米。表面呈茶棕色，半透明，有光泽，被黑棕色或黄棕色细毛。头部触角1对，呈丝状，多已断落；复眼突出，透明；额部突出；上唇宽短，下唇延长成管状。胸的背面纵裂或呈十字形纵横裂开；左右具小翅两对，前对较长，后对较短；腹面足3对，前足腿节及胫节前端具锯齿，肘节前端有2个小刺，齿刺皆呈黑棕色；中足及后足均细长。腹部扁圆，共分9节，尾端呈三角状钝尖。体轻，膜质，中空，易碎。气微弱，味淡。以色黄、体轻、完整、无泥沙者为佳。

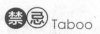 禁忌 Taboo

蝉蜕、苏叶宣通肺气、开音复声；桔梗、芦根清咽利喉；甘草解毒和中。

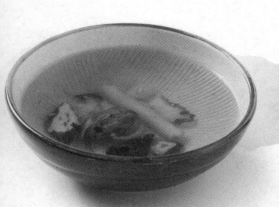

黄子清音茶

药材百科

　　诃子出自《本草图经》："诃黎勒，今岭南皆有，而广州最盛。七、八月实熟时采。"《本草经疏》认为："诃黎勒味苦涩，其气温而无毒。苦所以泄，涩所以收，温所以通，惟敛故能主冷气，心腹胀满；惟温故下食。甄权用以止水道，萧炳用以止肠僻久泄，苏颂用以疗肠风泻血、带下，朱震亨用以实大肠，无非苦涩收敛，治标之功也。"

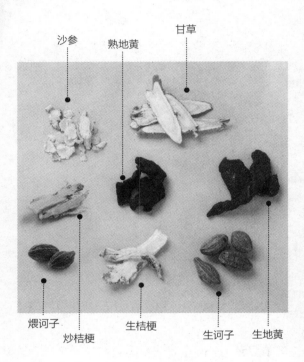

沙参　熟地黄　甘草

煨诃子　炒桔梗　生桔梗　生诃子　生地黄

配方 Formula

生地黄、熟地黄、生诃子、煨诃子、生桔梗、炒桔梗各10克，南、北沙参各15克，生甘草、炙甘草各6克。

功效 Effect

滋阴益气，通络开音。适用于声音嘶哑、咽干喉痛等症。

制法 Method

清水5碗煎至2碗饮用。

药理 Pharmacology

生、熟地黄合用，补肾凉血；生、煨诃子并举，清肺温肾；生、炙甘草同煎，清热益气；生、炒桔梗齐下，引药补气；南、北沙参，增阴生津。

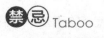 Taboo

忌刺激性食物。

橄榄酸梅茶

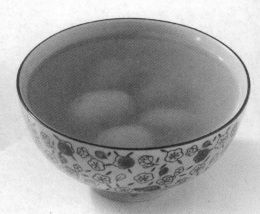

橄榄　　　　　　酸梅

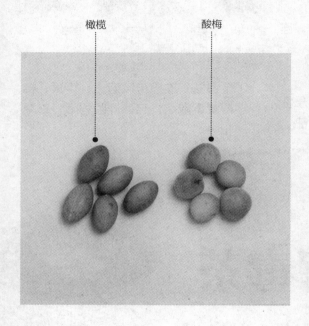

药材百科

橄榄别称为"青果"。这是因为橄榄从生到熟，始终保持青翠的颜色，与一般水果有别。橄榄又称为"忠果""谏果"，这是因它先苦后甜的特点与古代忠臣苦谏的性格相近。橄榄还被称为"福果"，是福州华侨起的名。既说明了福州历史上橄榄产量多，也表达了侨胞对乡土（福州）的眷恋之情。

配方 Formula

橄榄（连核）60克，酸梅10克。

功效 Effect

清热解毒、生津止渴，适用于急性咽炎、急性扁桃腺炎、咳嗽痰稠、酒毒烦渴等症。

制法 Method

橄榄、酸梅捣烂，加清水3碗煎至1碗，去渣饮用。

药理 Pharmacology

橄榄味涩性平、清咽利肺；酸梅止嗽除痰、生津止渴，有抗菌作用。

禁忌 Taboo

无，老少皆宜。

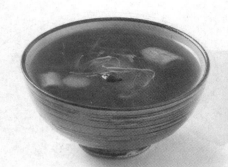

金芦清咽茶

配方 Formula
金银花、芦根、玄参各20克，连翘、桔梗各15克，甘草10克。

功效 Effect
清热解毒，疏风利咽。适用于急性咽炎所致的咽部疼痛、恶寒发热、头痛、口臭等症。

制法 Method
头煎，清水3碗煎至1碗；二煎，清水2碗煎至半碗。早晚分服。

金银花　　芦根　　玄参　　连翘

药理 Pharmacology
金银花、连翘疏风清热；芦根、桔梗解毒散结；玄参养阴利咽；甘草和中。

禁忌 Taboo
脾胃虚寒者不宜服用。

清咽解毒茶

生地黄　　金银花　　桔梗　　浙贝母

配方 Formula
生地黄30克，金银花、桔梗、浙贝母各15克，玄参20克，甘草6克。

功效 Effect
养阴清热，泻火解毒。主治急性扁桃体炎所致的口咽干燥、灼热感。

制法 Method
清水5碗煎至2碗，频频咽服。

药理 Pharmacology
生地黄、玄参养阴清热，金银花凉血解毒，桔梗宣肺利咽，浙贝母散结消肿止痛。

禁忌 Taboo
忌辛辣、煎炸、虾、蟹、牛肉等刺激性食物。

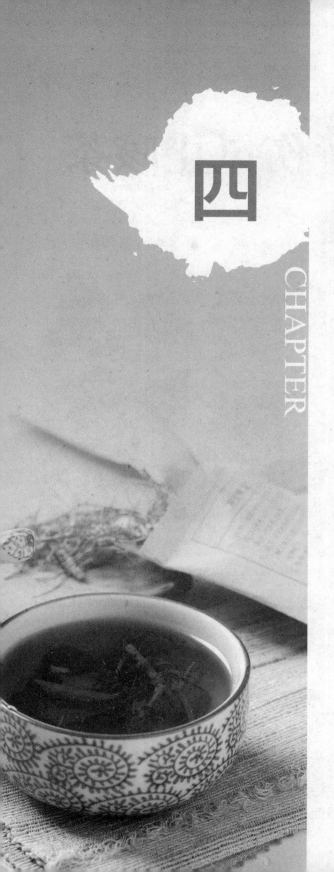

防治感冒

感冒是指由感冒病毒侵袭人体所致的一种疾病，其症状主要以发热、恶寒、头痛、鼻塞、流涕、喷嚏为主。中医学认为，感冒分为风寒型感冒、风热型感冒、暑湿型感冒和时行感冒（流行性感冒）四种。不同类型的感冒必须以不同药物辨症施治，才能达到较好的治疗效果。本节介绍的几款凉茶都有不同程度的防治感冒作用，适合大家在流感多发季节服用。

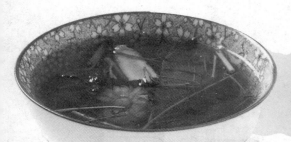

伤风止咳茶

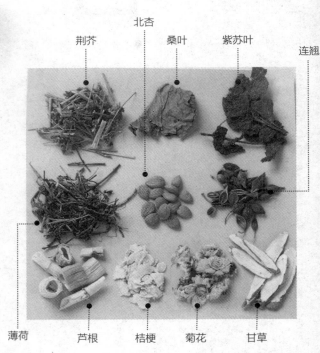

荆芥　北杏　桑叶　紫苏叶　连翘

薄荷　芦根　桔梗　菊花　甘草

药材百科

连翘是中国临床常用传统中药之一，又名黄花条、连壳、青翘、落翘、黄奇丹等。果实初熟尚带绿色时采收称为青翘，果实熟透颜色发黄时采收称为老翘。《本草图经》中记载："连翘，今近京及河中、江宁府，泽、润、淄衮、鼎、岳、利州，南康军皆有之。有大翘、小翘二种。（大翘）生于湿地或山岗上。叶青黄而狭长，如榆叶、水苏辈。茎赤色，高三、四尺许。花黄可爱，秋结实似莲，作房翘出众草，以此得名。"

配方 Formula

薄荷、甘草各6克，荆芥、紫苏叶、北杏、桑叶、桔梗各10克，芦根、菊花、连翘各15克。

功效 Effect

解表散热、定喘止咳。适用于伤风咳嗽、鼻塞流涕、发热头疼等症。

制法 Method

清水3碗煎至1碗饮用（薄荷和荆芥后下）。

药理 Pharmacology

薄荷、荆芥解表清热，北杏、桔梗止咳化痰，芦根生津止渴，连翘消解热毒，菊花疏风散热，甘草和中。

禁忌 Taboo

表虚自汗、阴虚头痛者忌服。

薄荷姜糖茶

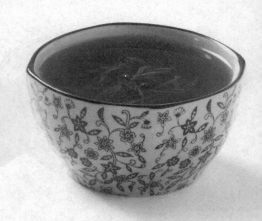

白糖　　　　生姜汁

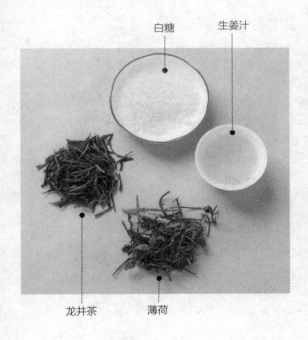

龙井茶　　　薄荷

药材百科

龙井茶是中国著名绿茶。龙井茶色泽翠绿，香气浓郁，甘醇爽口，形如雀舌，有"色绿、香郁、味甘、形美"四绝的特点。龙井茶得名于龙井。龙井位于西湖之西翁家山的西北麓龙井村。龙井茶因其产地不同，分为西湖龙井、钱塘龙井、越州龙井三种，除了西湖产区168平方千米的茶叶叫作西湖龙井外，其他两地产的泛称为浙江龙井茶。

配方 Formula

薄荷5克，龙井茶10克，生姜汁半汤匙，白糖适量。

功效 Effect

清热解表、祛寒和胃。可用于预防流感和风寒。

制法 Method

开水冲泡薄荷、龙井茶，加盖焖10分钟；去渣，伴以姜汁、白糖饮用。

药理 Pharmacology

薄荷味辛性凉，有消炎镇痛的作用；姜汁味辛性温，解表热散里寒；龙井茶清热消食，提神利尿。

禁忌 Taboo

小儿剂量减半。

凉茶小贴士

流感期间，每天1服，连服3天，有预防作用。

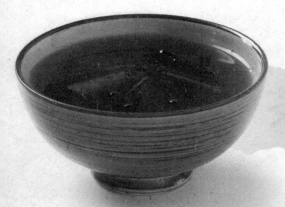

感冒退热茶

 药材百科

　　鹅不食草又名球子草、石胡荽、地胡椒、三牙戟、食胡荽。《本草汇言》记载："石胡荽，利九窍，通鼻气之药也。其味辛烈，其气辛熏，其性升散，能通肺经，上达头脑，故主齁蛤痰喘，气闭不通，鼻塞鼻痔，胀闷不利，去目中翳障，并头中寒邪、头风脑痛诸疾，皆取辛温升散之功也。"

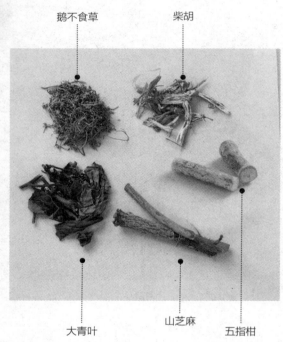

鹅不食草　　柴胡

大青叶　　山芝麻　　五指柑

🍃 **配方** Formula

五指柑、山芝麻各15克，大青叶30克，鹅不食草6克，柴胡10克。

📖 **功效** Effect

本茶具有清热解表、凉血解毒的功效，可用于预防和治疗感冒发热。

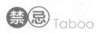 **制法** Method

清水3碗煎至1碗饮用。

🌿 **药理** Pharmacology

五指柑抗菌消炎、解表祛湿；大青叶清热凉血；柴胡有解毒作用，能够有效抑制流感病毒。鹅不食草祛风除湿、止咳化痰，对金黄色葡萄球菌及流感病毒有抑制作用。

禁忌 Taboo

孕妇及胃、十二指肠溃疡患者慎用。

金根防疫茶

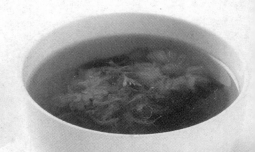

野菊花　　　大青叶

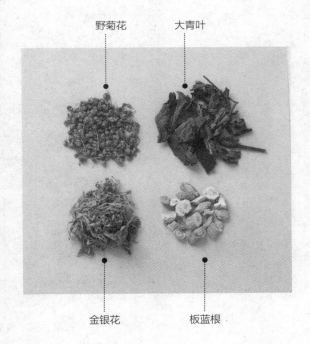

金银花　　　板蓝根

药材百科

广式

金银花自古被誉为清热解毒的良药。它性甘寒，气芳香，甘寒清热而不伤胃，芳香透达又可祛邪。金银花既能宣散风热，还善清解血毒。用于各种热性病，如身热、发疹、发斑、热毒疮痈、咽喉肿痛等症，均效果显著。

🍃 配方 Formula

板蓝根、大青叶各50克，野菊花、金银花各30克。

🈺 功效 Effect

清热退毒，能够预防流行性感冒、流行性脑炎等症。

🍵 制法 Method

沸水冲泡，代茶频服。

✤ 药理 Pharmacology

板蓝根性寒味苦，归肝胃经，主治温毒发斑、高热头痛，有良好的抗菌抗病毒作用；大青叶又名大青，凉血止血，可治流行性感冒、急性传染性肝炎、菌痢、急性胃肠炎等症。

禁忌 Taboo

脾胃虚寒者忌服。

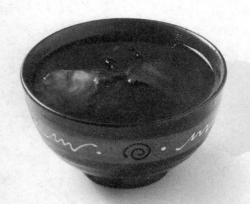

阴虚感冒茶

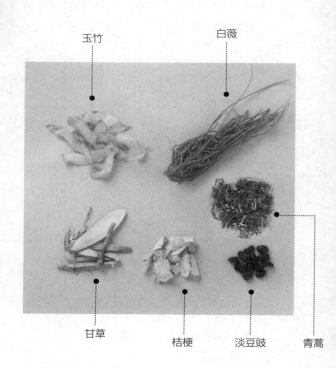

玉竹　　　白薇

甘草　　桔梗　　淡豆豉　　青蒿

药材百科

　　玉竹性味甘平，具有养阴、润燥、除烦、止渴的功效。治热病伤阴、咳嗽烦渴、虚劳发热、消谷易饥、小便频数等。《本草拾遗》载"主聪明、调血气、令人强壮"。《日华子本草》载"除烦闷、止渴、润心肺、补五劳七伤、虚损、腰脚疼痛、天行热狂"。

配方 Formula

玉竹15克，淡豆豉、青蒿、白薇各10克，甘草6克，桔梗12克。

功效 Effect

滋阴解表，适用于阴虚感冒引起的头痛身热、微恶风寒、手足心热等症。

制法 Method

清水3碗煎至1碗，温服。

药理 Pharmacology

玉竹滋阴生津，淡豆豉、桔梗发汗解表、驱散外邪，青蒿、白薇清透蓄热，甘草和中。

禁忌 Taboo

风寒、阳虚感冒者不宜服用。

贯众防感茶

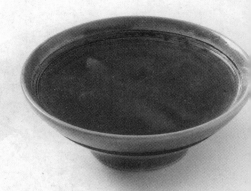

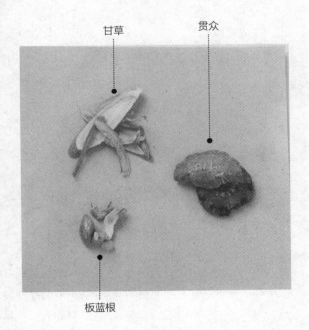

甘草　　　贯众

板蓝根

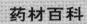

药材百科

贯众味苦，微寒，有小毒，具有清热、解毒、凉血等功效。治风热感冒、温热斑疹、肠风便血、杀虫等。《滇南本草》载"祛毒，止血，解水毒"。《本经》载"主腹中邪热气，诸毒，杀三虫"。

配方 Formula

贯众、板蓝根各20克，甘草6克。

功效 Effect

清热解毒，预防流感。

制法 Method

清水3碗煎至1碗，温服。

药理 Pharmacology

贯众即两色鳞毛蕨，味辛性寒，具有十分显著的抗菌消炎作用。

禁忌 Taboo

脾胃虚弱者，用量宜少。

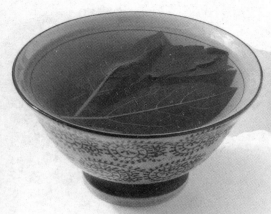

二叶茶

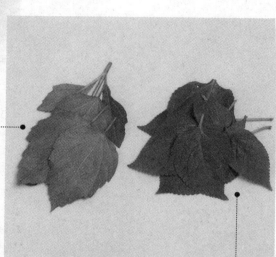

鲜菊花叶

鲜桑叶

配方 Formula

鲜菊花叶、鲜桑叶各30克。

功效 Effect

疏风清热、凉血解毒，适用于感冒头痛、风热赤眼、腮腺炎等症。

制法 Method

清水3碗煎至1碗，去渣饮用。

药理 Pharmacology

菊花叶味辛性平，有平肝清肺、祛头风之用；桑叶味苦性寒，疏风散热、清肝明目。

禁忌 Taboo

虚寒体质者慎服。

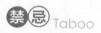

凉茶小贴士

二叶以鲜者为佳，干者次之。

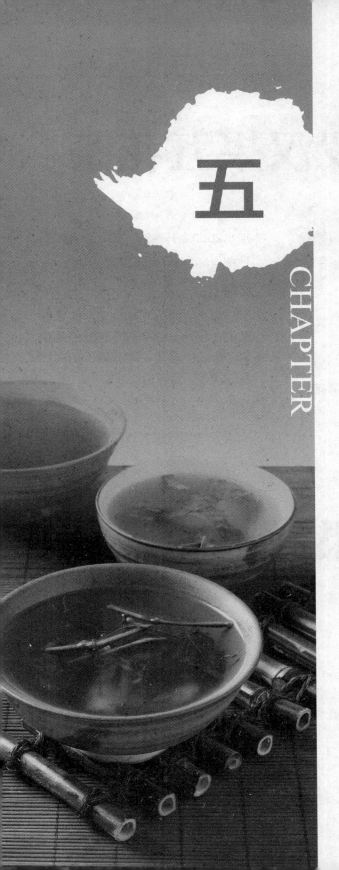

五

润肺止咳

　　中医学认为肺主气、司呼吸，兼有宣发、肃降之用。若两者失调，就会产生"肺气不宣"或"肺失肃降"等病变。若为外邪所侵，更会出现肺炎、肺结核等病症。中医治肺有祛风宣肺、清热润燥、肃肺化痰、温肺化饮、滋阴降火、益气养阴诸法，用药则包括苍耳子、蚌兰花、十大功劳叶等。本节介绍的凉茶皆有不同程度润肺滋阴的作用，适合肺热咳嗽、咽干口燥的人士服用。

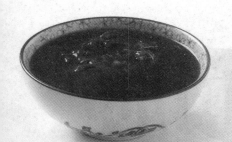

罗汉果五花茶

罗汉果

板蓝根

菊花

茉莉花

金银花

木棉花

甘草

🍵 制法 Method

加水2000毫升煮沸，转文火煮30分钟即可。

🌿 配方 Formula

罗汉果1个，板蓝根20克，菊花10克，茉莉花8克，金银花5克，木棉花8克，甘草3克。

⊕ 药理 Pharmacology

罗汉果被人誉为"神仙果"，是桂林的土特产。它含有丰富的维生素C、糖甙、果糖、葡萄糖、蛋白质及脂类等，营养价值非常高。

▣ 功效 Effect

生津止渴、清热解燥、止咳化痰。

禁忌 Taboo

外感及肺寒咳嗽者慎服。

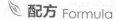

罗汉果糖茶

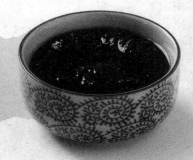

🌿 配方 Formula

罗汉果半个。

▣ 功效 Effect

止咳散热、润肺宽肠，可用于肺热咳嗽、咽干口燥、百日咳、肠燥便秘、小儿颈淋巴腺炎等症。

🍵 制法 Method

清水3碗煎至1碗，去渣饮用。

⊕ 药理 Pharmacology

罗汉果味甘性平，归肺、脾经。富含的D-甘露醇有止咳润肺、治疗脑水肿等作用。

禁忌 Taboo

脾胃虚寒者忌服。

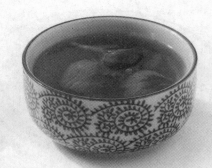

蚌花蜜枣茶

蚌花　　　　　蜜枣

🌿 **配方** Formula

蚌花25克（鲜蚌花60克），蜜枣4颗。

▣ **功效** Effect

清肺化痰、凉血止血，适用于肺热燥咳、吐血衄血、颈淋巴腺炎等症。

🥣 **制法** Method

清水2碗煎至1碗饮用。

✤ **药理** Pharmacology

蚌花又名蚌兰花，味甘性凉，主治肺燥咳嗽；蜜枣味甘性平，润肺和中。

㊗ **禁忌** Taboo

孕妇慎服。

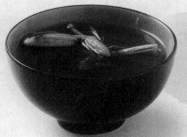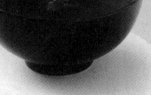

白石润肺茶

白薇　　　　石斛　　　　地骨皮

麦冬　　　　　　仙鹤草

🌿 **配方** Formula

白薇10克，石斛、地骨皮各12克，麦冬20克，仙鹤草15克。

▣ **功效** Effect

润燥救肺、益阴止血，适用于燥热伤肺引起的咳嗽痰少、潮热盗汗等症。

🥣 **制法** Method

头煎，清水3碗煎至1碗；二煎，清水2碗煎至大半碗。分2次服用。

✤ **药理** Pharmacology

麦冬、石斛益肺养阴，地骨皮、白薇去肺热，仙鹤草凉血止血。

㊗ **禁忌** Taboo

体虚咯血、无热证者不宜服用。

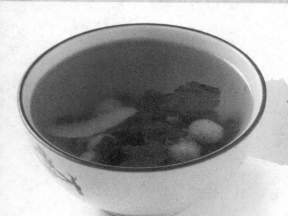

桑菊香豉茶

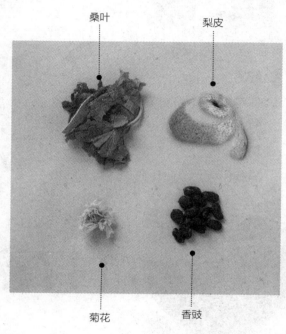

桑叶　梨皮
菊花　香豉

药材百科

广式

　　香豉即豆豉，它是我国传统发酵豆制品。古代称豆豉为"幽菽"，也叫"嗜"。最早的记载见于汉代刘熙《释名·释饮食》一书，其中记载豆豉"五味调和，需之而成"。除了用于调味之外，古人还把豆豉入药，并对它的药用价值极为看重。《汉书》《史记》《齐民要术》《本草纲目》对此都有记载。

配方 Formula

桑叶、菊花、香豉、梨皮各6克。

功效 Effect

清热解表、润肺止咳，适用于发热、微恶风寒、头痛、少汗、咳嗽少痰、咽干鼻燥、口渴等症。

制法 Method

适量沸水冲泡，盖焖10多分钟即可。频频饮用，1日饮尽。

药理 Pharmacology

香豉性味苦寒，退热而兼宣散；桑叶、菊花清凉辛散，发汗退热；梨皮养阴生津，润喉止咳。四药相伍，清热发散而无寒凉伤阳之弊。

禁忌 Taboo

虚寒体质者慎服。

清肺茶

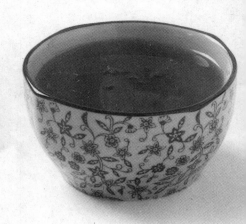

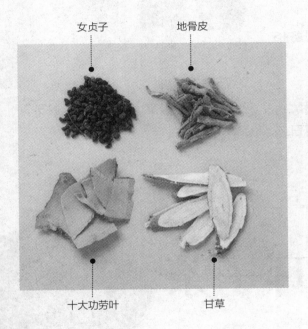

女贞子　　　　地骨皮

十大功劳叶　　　　甘草

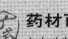

药材百科

十大功劳叶为小檗科植物阔叶十大功劳的叶，清热补虚、燥湿解毒，主肺痨咳血、骨蒸潮热、头晕耳鸣、腰酸腿软、湿热黄疸、带下、痢疾、风热感冒、目赤肿痛、痈肿疮疡等症。

🌿 配方 Formula

十大功劳叶30克，地骨皮15克，女贞子10克，甘草6克。

功效 Effect

滋阴润肺、降燥止咳，适用于肺结核所致骨蒸潮热、口干烦渴等症。

🍵 制法 Method

头煎，清水3碗煎至1碗。二煎，清水2碗煎至大半碗。分两次服用。

✴ 药理 Pharmacology

十大功劳叶味苦性寒，归肝、胃、肺、大肠经，主治肺痨咳血、湿热黄疸、风热感冒等症；地骨皮泄肺热、生津止渴；女贞子养阴平阴、解烦热、除骨蒸；甘草和中。

禁忌 Taboo

胃寒者不宜服用。

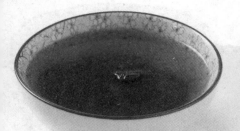

栗壳糖茶

🍃 配方 Formula

板栗壳30克，玉米须、糖冬瓜各15克，冰糖或白糖适量。

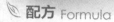

板栗壳　玉米须　糖冬瓜　冰糖

⚔ 功效 Effect

本茶具有散结、祛痰、止咳等功效。可用于颈淋巴结核、百日咳等症。

⊕ 药理 Pharmacology

本茶糖分较高，过服易引起蛀牙、肥胖。

🍵 制法 Method

清水2碗煎至1碗，去渣饮用。

苍耳子茶

苍耳子　　桑叶　　　路路通

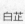

白芷　　　　　桔梗

🍃 配方 Formula

苍耳子、桑叶各12克，路路通、白芷各10克；桔梗15克。

⚔ 功效 Effect

养阴清肺，疏风散热。

🍵 制法 Method

清水3碗煎至1碗。早晚服用。

⊕ 药理 Pharmacology

苍耳子味苦性温，归肺肝经，主治风头寒痛、疥癣湿疹；路路通又名九孔子，有祛风活络、利水通经之效。

禁忌 Taboo

鼻窦炎者慎服。

金鱼川贝茶

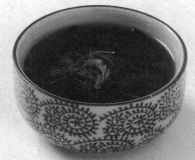

金银花　　鱼腥草　　川贝母　　甘草

🌿 配方 Formula

金银花10克，鱼腥草12克，川贝母6克，甘草5克。

▣ 功效 Effect

清肺化痰、止咳平喘，适用于病毒性肺炎引起的发热口渴、痰黄咽痛等症。

🍵 制法 Method

清水3碗煎至1碗。

✦ 药理 Pharmacology

鱼腥草清热解毒、化痰止咳，金银花清热泻火，川贝母化痰止咳，甘草和中。

禁忌 Taboo

肺虚者不宜服用。

麻杏青黄茶

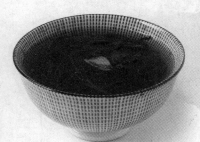

麻黄　　　杏仁　　　黄芩　　　石膏　　　青天葵

🌿 配方 Formula

麻黄、甘草各3克，杏仁10克，石膏20克，青天葵、黄芩各6克。

▣ 功效 Effect

清肺化痰、止咳平喘，适用于小儿肺炎等症。

🍵 制法 Method

清水2碗煎至半碗。分2次温服。

✦ 药理 Pharmacology

麻黄宣肺定喘，缓解支气管痉挛；杏仁降气止咳；石膏清泄肺热；青天葵清解退热；黄芩清肺燥；甘草缓急利喉。

禁忌 Taboo

肺气虚者不宜服用。

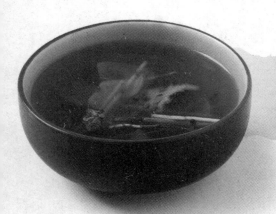

双百茶

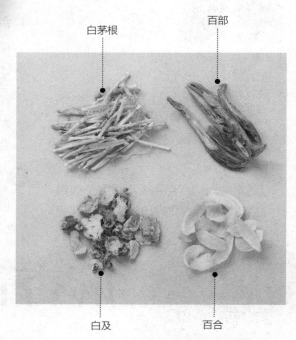

白茅根   百部

白及   百合

药材百科

    百部始载于《名医别录》，列为中品。陶弘景谓，"其根数十相连，似天冬而苦强，但古异尔。"《本草图经》谓，"春生苗，作藤蔓，叶大而尖长，颇似竹叶，面青色而光，根下作撮如芋子，一撮乃十五六枚，黄白色，二、三、八月采，曝干用。"百部主要用于一般咳嗽、久咳不已、百日咳及肺痨咳嗽。配合紫菀、款冬、黄芩、白及等同用疗效更佳。

配方 Formula

百部、白及各15克，百合、白茅根各20克。

功效 Effect

抑菌润肺，养阴清热。适用于肺结核引起的咳嗽、咯血等症。

制法 Method

头煎，清水3碗煎至1碗；二煎，清水2碗煎至半碗。分2次温服。

药理 Pharmacology

百部下气止咳，其煎剂对人型结核杆菌有抑制作用；白及收敛止血；茅根凉血生津；百合润肺。

Taboo

脾胃虚寒者不宜服用。

紫黄定咳茶

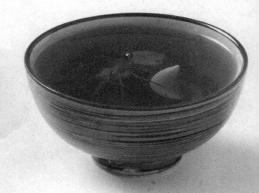

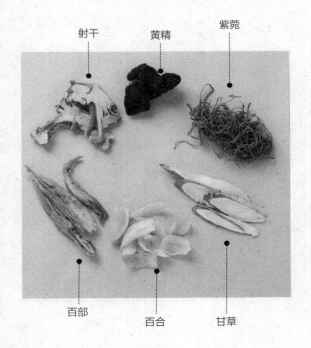

射干　　黄精　　紫菀

百部　　百合　　甘草

药材百科

紫菀是秋季观赏花卉，多用于布置花地及庭院等。根可入药。紫菀始载于东汉《神农本草经》，位列中品。宋代《本草衍义》载："紫菀用根，其根甚柔细，紫色，益肺气。"《本草纲目》载："其根色紫，而柔宛故名。"可见，古代对紫菀的来源、药用价值等方面早就有了比较充分的认识。

配方 Formula

紫菀6克，黄精、百合各10克，百部、射干各6克，甘草3克。

功效 Effect

润肺解痉、化痰止咳，适用于咳嗽所致痰鸣音、面部胀红等症。

制法 Method

清水3碗煎至1碗，分2次温服。

药理 Pharmacology

百日咳乃由百日咳杆菌所致，而黄精、射干、百部对此皆有较好的抗菌作用；百合润肺解痉；紫菀祛痰减咳；甘草和中。

禁忌 Taboo

肺虚气弱者不宜服用。

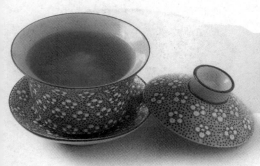

麦冬百合薏米茶

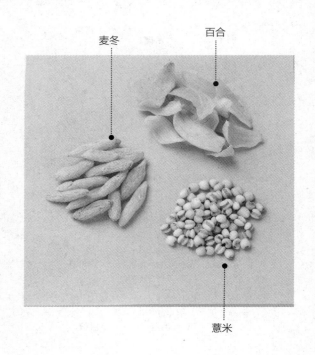

麦冬　百合

薏米

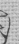

药材百科

薏米是补身药用佳品。据化验分析，薏米含蛋白质16.2%，脂肪4.6%，糖类79.2%。冬天用薏米炖猪脚、排骨和鸡，是一种滋补食品。夏天用薏米煮粥或作冷饮冰薏米，又是很好的消暑健身清补剂。薏米的种仁和根还能入药治病。李时珍在《本草纲目》中记载："薏米健脾益胃，补肺清热，去风胜湿。炊饭食，治冷气。煎饮，利小便热淋。"

配方 Formula

麦冬20克，百合、薏米各30克。

功效 Effect

清热化痰、润肺止咳，适用于支气管扩张所致的咯痰不爽、口干者。

制法 Method

清水3碗煎至1碗。温服。

药理 Pharmacology

麦冬养阴润肺，百合化痰止咳，薏米渗湿利水。

禁忌 Taboo

脾胃虚寒者忌服。

冬花枇杷茶

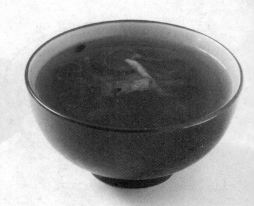

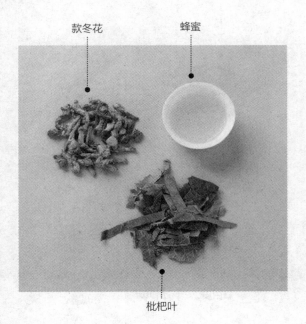

款冬花　　　蜂蜜

枇杷叶

药材百科

《本草图经》记载："款冬花，今关中亦有之。根紫色，茎紫，叶似草，十二月开黄花青紫萼，去土一二寸，初出如菊花，萼通直而肥实，无子，则陶隐居所谓出高丽、百济者，近此类也。又有红花者，叶如荷而斗直，大者容一升，小者容数合，俗呼为蜂斗叶，又名水斗叶。则唐注所谓大如葵而丛生者是也。"

🍃 配方 Formula

款冬花12克，枇杷叶15克，蜂蜜适量。

▦ 功效 Effect

清燥润肺、化痰止咳，适用于急慢性支气管炎引起的咳嗽、咳痰、舌红等症。

🍵 制法 Method

用蜂蜜浸润枇杷叶和款冬花；滤干蜜汁，用文火炒至粘手为度；清水3碗煎至1碗。

✤ 药理 Pharmacology

款冬花味辛性寒，归肺经，主治恶寒轻、头痛、咽红、咽肿、口干而渴、舌质红、苔薄白等症；枇杷叶化痰止咳，对肺热咳嗽者最为适宜；蜂蜜润燥缓急。

禁忌 Taboo

肺虚寒咳、体虚哮喘者不宜服用。

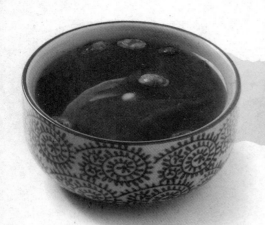

蒌贝桑鱼茶

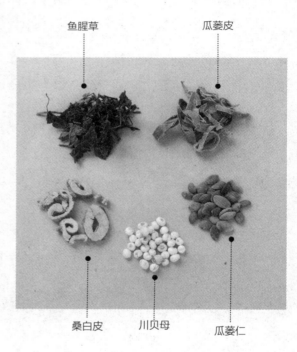

鱼腥草　　　　　瓜蒌皮

桑白皮　　川贝母　　瓜蒌仁

药材百科

《本草纲目》记载："（瓜蒌）润肺燥、降火、治咳嗽、涤痰结、止消渴、利大便、消痈肿疮毒。"现代医药学研究则证明，瓜蒌籽富含17种氨基酸及大量不饱和脂肪酸，对艾滋病毒、离体绒癌细胞增殖有一定抑制作用。常食可瘦身美容，提高机体免疫力。

配方 Formula

瓜蒌仁、瓜蒌皮、桑白皮各15克，鱼腥草30克，川贝母10克。

功效 Effect

清热宣肺，涤痰止咳。主治咳嗽、痰声重浊、痰黄鼻腥等症。

制法 Method

头煎，3碗煎至1碗；二煎，清水2碗煎至半碗。早晚服用。

药理 Pharmacology

瓜蒌性寒味甘，归肺、胃、大肠经，皮和仁可入药。瓜蒌皮长于化痰止咳、宽胸利气；瓜蒌仁长于宣肺化痰、润肠通便。桑白皮泻肺降气。鱼腥草、川贝母清热消痰。

禁忌 Taboo

脾胃虚弱者慎用。

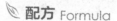

凉茶小贴士

症状较轻者可用川贝母10克、鱼腥草30克、猪脊骨500克、蜜枣5颗煲汤饮用。

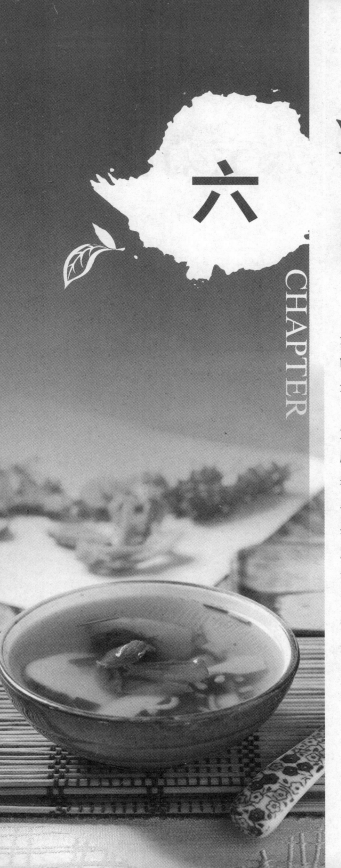

清肝明目

　　肝，是脊椎动物体内主要负责代谢功能的一个器官。它能够去氧化，储存肝糖，合成分泌性蛋白质，中医学素以"将军之官"谓之。中医学认为，肝的主要生理功能是和。肝与胆本身直接相连，又互为表里。肝的经脉循行于胁肋、小腹和外生殖器等部位，故这些部位的病症多从肝论治。治肝的主要用药包括山萸肉、溪黄草、丹参等，本节的凉茶配方也含有上述原料。它们或清热利湿、行淤退黄；或解毒散结、平肝明目。有需要的读者不妨参考。

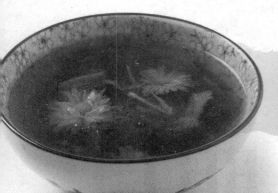

八宝菊花茶

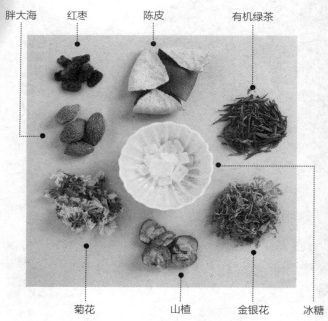

胖大海　红枣　　陈皮　　　有机绿茶

菊花　　　　山楂　　金银花　　冰糖

药材百科

　　山楂有重要的药用价值，自古以来，就成为健脾开胃、消食化滞、活血化痰的良药。山楂含糖类、蛋白质、脂肪、维生素C、胡萝卜素、淀粉、苹果酸、枸橼酸、钙和铁等物质，具有降血脂、血压、强心和抗心律不齐等作用。山楂内的黄酮类化合物牡荆素，是一种抗癌作用较强的药物，对癌细胞在体内生长、繁殖和浸润转移均有一定的抑制作用。

配方 Formula

金银花10克，陈皮、有机绿茶各5克，胖大海1个，红枣2颗，菊花、山楂、冰糖若干。

功效 Effect

清热润肺，平肝明目。

制法 Method

沸水泡5分钟即可饮用。

药理 Pharmacology

胖大海味甘性寒，归肺肠经，主治肺热声哑、热结便秘；陈皮燥湿化痰、理气健脾；冰糖润肺止咳、清痰去火；红枣补气养血、中和药性。

禁忌 Taboo

胖大海微毒，代茶饮每次不得超过3个。感冒患者禁用。

清肝消斑茶

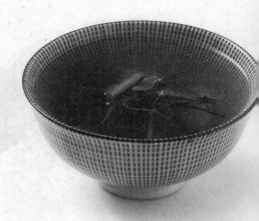

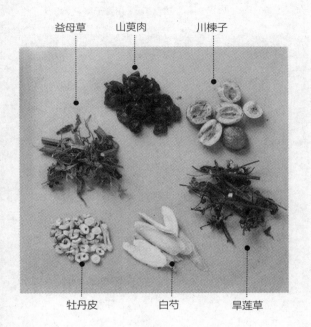

益母草　山萸肉　川楝子

牡丹皮　白芍　旱莲草

药材百科

益母草为唇形科植物益母草的全草。一年或二年生草本，夏季开花。生于山野荒地、田埂、草地等，全国大部分地区均有分布。益母草味辛性凉、活血祛瘀、调经消水。治疗妇女月经不调，胎漏难产，胞衣不下，产后血晕，瘀血腹痛，崩中漏下，尿血，泻血，痈肿疮疡。

配方 Formula

山萸肉15克，益母草、旱莲草各20克，川楝子10克，白芍30克，牡丹皮12克。

功效 Effect

清肝滋肾、益阴消斑，主治因情绪过度引发的突发性黄褐斑。

制法 Method

头煎，清水3碗煎至1碗水；二煎，清水3碗煎至半碗。早晚分服。

药理 Pharmacology

山萸肉养肝固本，川楝子、牡丹皮清肝泄气，益母草、旱莲草益肝养肾、行气调血，白芍养阴柔肝。

禁忌 Taboo

脾肾阳虚者慎用。

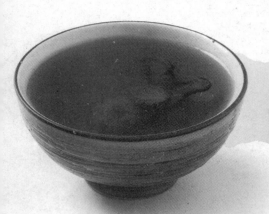

虎杖金川茶

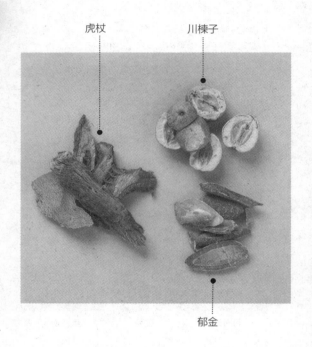

虎杖　　　川楝子

郁金

药材百科

　　川楝子又名金铃子，中药材，为楝科落叶乔木川楝树的成熟果实。主要产于中国的南方各地，以四川最为上乘，故又名川楝子。川楝子性寒味苦，是行气药的一种，主要入肝经，疏泄肝热，行气止痛，有除湿热、清肝火、止痛、杀虫的功能。而且还是制作高效无残毒、无污染的新型植物类农药的重要原料。

配方 Formula

虎杖30克，郁金15克，川楝子12克。

功效 Effect

清肝利胆，主治急性胆囊炎引起的肝胆湿热蕴结。

制法 Method

头煎，清水3碗煎至1碗；二煎，清水2碗煎至半碗。早晚分服。

药理 Pharmacology

虎杖又名花斑竹、黄地榆，性寒味苦，归肝、胆、肺经，能有效抑制病毒，有解淤降泄之效；郁金、川楝子疏肝散结、利胆解郁。

禁忌 Taboo

气虚、胃寒者慎用。

柴岑解毒茶

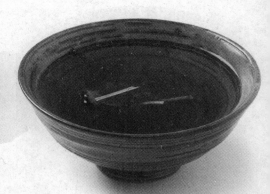

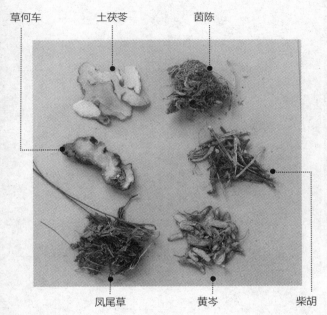

草何车　土茯苓　茵陈

凤尾草　黄岑　柴胡

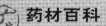

药材百科

凤尾草又名鸡爪草，是一种陆生矮小蕨类植物。高一般在35～45厘米，根粗茎短。全草都可以供药用，它具有清热利湿、凉血解毒、强筋活络等效，民间多用于治痢疾和止泻。

🌿 配方 Formula

柴胡、黄岑各10克，茵陈、土茯苓各20克，凤尾草12克，草何车10克。

功效 Effect

疏肝清热、解毒利湿，适用于急、慢性肝炎引起的口苦、心烦、胁痛、厌油腻等症。

🥢 制法 Method

头煎，清水3碗煎至2碗；二煎，清水2碗煎至半碗。分2次服用。

⊕ 药理 Pharmacology

柴胡、黄岑清肝利胆，促进机体免疫功能；草何车、凤尾草、土茯苓有不同程度的抗病毒作用；茵陈利胆退黄、清湿护肝。

禁忌 Taboo

脾胃虚寒者不宜服用本方。

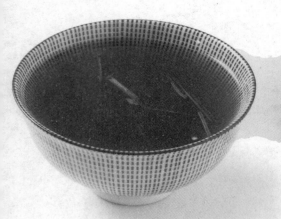

溪黄草茶

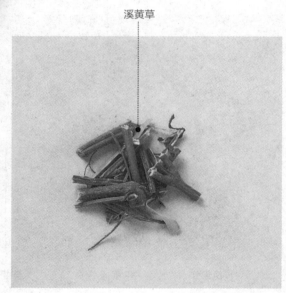

溪黄草

 药材百科

　　溪黄草是民间草药，俗称熊胆草、血风草、香茶菜、土黄连等。主产于长江以南的湖南、四川、云南、江西、广东、广西等省区。溪黄草在广东各地临床应用普遍，并开发出多种以之为主要原料的护肝产品，如溪黄草冲剂、溪黄草袋泡茶等。

🍃 **配方** Formula

溪黄草300克（鲜品600克）。

📋 **功效** Effect

清肝排毒、利湿祛黄，适用于急慢性肝炎、胆囊炎。

🍵 **制法** Method

溪黄草研末。用时取20～30克泡入沸水，盖焖约15分钟代茶饮用。每日1剂。

🌿 **药理** Pharmacology

溪黄草清热利湿、凉血散瘀，主治急性肝炎、急性胆囊炎、痢疾、肠炎、癃闭、跌打淤肿等症。

 Taboo

凝血机制严重障碍的病人慎用。

金钱开郁茶

 金钱草　 柴胡　 乌贼骨

 郁金　 枳实

🍃 配方 Formula
金钱草30克，柴胡、乌贼骨各10克，郁金、枳实各12克。

功效 Effect
疏肝利胆、清热化石，适用于胆石症、慢性胆囊炎等症。

🥣 制法 Method
头煎，清水3碗煎至1碗；二煎，清水2碗煎至半碗。早晚分服。

⊕ 药理 Pharmacology
金钱草清热利湿，柴胡疏肝达郁，枳实理气泻浊，郁金缓急止痛，乌贼骨中和胃酸。

禁忌 Taboo
脾胃虚寒者慎用。

菊花蜜饮

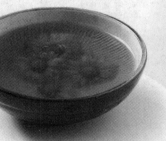

 菊花　 蜂蜜

🍃 配方 Formula
菊花50克，蜂蜜适量。

功效 Effect
养肝明目、清心健脑。

🥣 制法 Method
菊花茶伴入蜂蜜饮用。

⊕ 药理 Pharmacology
蜂蜜口味清甜，含多种营养成分。常服能够护肝杀菌、美容减肥，增强对疾病的抵抗力。

禁忌 Taboo
脾胃虚寒者慎用。

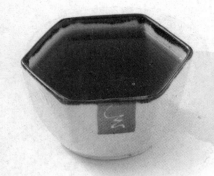

垂盆草茶

垂盆草

🍃 配方 Formula
垂盆草10～30克（鲜品30～120克）。

功效 Effect
清热利湿，凉血解毒。适用于急、慢性肝炎引起的较轻黄疸，胁胀、心烦、舌红等症。

制法 Method
清水4碗煎至2碗。代茶频饮。

药理 Pharmacology
垂盆草又名狗牙齿、半枝莲，性凉味甘，归肝、胆、小肠经，主治湿热黄疸、小便不利、痈肿疮疡、急慢性肝炎等症。

禁忌 Taboo
胃寒者不宜服用。

苦瓜干茶

苦瓜干

🍃 配方 Formula
苦瓜干15～30克。

功效 Effect
清暑除热、明目解毒，可用于感暑身热、暑疖、急性眼结膜炎、湿热下利等症。

制法 Method
清水2碗煎至1碗饮用。

药理 Pharmacology
苦瓜性寒味苦，归脾、胃、心、肝经。常吃可养血益气、瘦身防癌。

禁忌 Taboo
苦瓜性寒，脾胃虚寒者慎用。

清肝抑亢茶

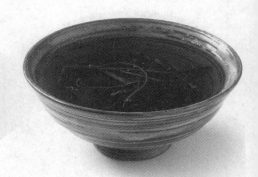

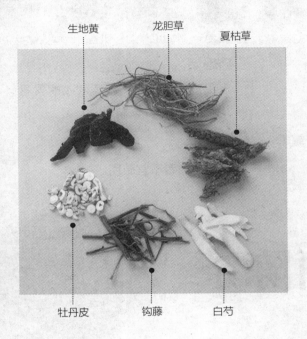

生地黄　龙胆草　夏枯草

牡丹皮　钩藤　白芍

药材百科

夏枯草作为食用记载最早见于宋代《本草衍义》，该书记载，"夏枯草初生嫩叶时作菜食之，须浸洗淘去苦水。"明代姚可成汇辑的《食物本草》也指出，"夏枯草，味辛苦，寒，无毒……，嫩苗渝过，浸去苦味，油盐拌之，以作菹菇，极佳美。""极佳美"三个字表明了夏枯草作为菜蔬食用在当时是十分受欢迎的。

🌿 配方 Formula

牡丹皮、夏枯草各15克，龙胆草、白芍、生地黄各20克，钩藤10克。

功效 Effect

清肝泻火、降燥定惊，适用于非缺碘型甲亢所致意烦气燥者。

制法 Method

头煎，清水3碗煎至1碗；二煎，清水2碗煎至半碗；混合2次所煎药液，分2次饮用。

✦ 药理 Pharmacology

牡丹皮清肝泻火，白芍养肝柔肝，生地黄、夏枯草凉血散结，钩藤平肝熄火。

禁忌 Taboo

甲亢属脾肾阳虚者不宜服用。

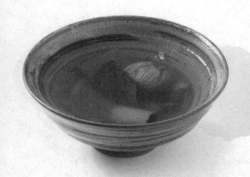

夏季清热茶

冬瓜皮　　西瓜翠衣　　南杏仁　　北杏仁　　蜜枣

配方 Formula

冬瓜皮、西瓜翠衣各10克，南、北杏仁各6克，蜜枣3颗。

功效 Effect

清暑退热、宣肺止咳，适用于夏季持续发热不退、兼见咳嗽者。

制法 Method

清水3碗煎至1碗，分2次温服。

药理 Pharmacology

冬瓜皮清暑利水，西瓜翠衣解暑清热，南、北杏仁宣肺止咳。

禁忌 Taboo

脾胃虚寒者不宜服用。

丹田茵陈茶

丹参　　田基黄　　茵陈　　红糖

配方 Formula

丹参30克，田基黄20克，茵陈30克，红糖适量。

功效 Effect

行淤利湿，适用于急性黄疸型肝炎引起的尿黄目黄等症。

制法 Method

清水5碗煎至1碗，再调入红糖煮至溶化即可。

药理 Pharmacology

丹参能够降低转氨酶，抑制或减轻肝细胞变形坏死及炎症反应；田基黄味甘性寒，有消炎作用。

禁忌 Taboo

忌烟酒，孕妇慎用。

谷木养眼茶

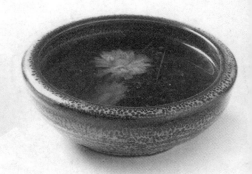

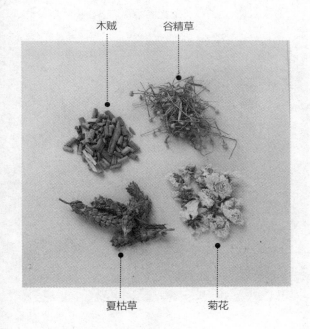

木贼　谷精草

夏枯草　菊花

药材百科

谷精草性平，味辛、甘，具有疏散风热、明目退翳之功效。主治风热目赤、肿痛羞明、风热头痛等。《纲目》载"治头风痛，目盲翳膜，痘后生翳，止血"。

配方 Formula

谷精草、木贼各12克，菊花20克，夏枯草15克。

功效 Effect

清肝明目，适用于长时间面对屏幕引起的视觉模糊、眼睛发痒、充血畏光等症。

制法 Method

头煎，清水3碗煎至1碗；二煎，清水2碗煎至半碗。早晚分服。

药理 Pharmacology

谷精草又名挖耳朵草、文星草，味甘性平，与木贼同为明目退翳之良药；菊花、夏枯草清热泻火，亦有清肝明目之效。

禁忌 Taboo

肝血虚者不宜服用。

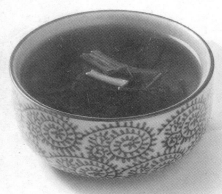

退黄三草茶

金钱草

益母草

白花蛇舌草

🌿 配方 Formula

白花蛇舌草30克，金钱草、益母草各20克，红糖适量。

功效 Effect

清热解毒、利湿退黄，适用于急性黄疸型肝炎等症。

制法 Method

清水5碗煎至2碗，再调入红糖煮至溶化即可。

⊕ 药理 Pharmacology

白花蛇舌草又名蛇舌草、羊须草，味苦性寒，归心、肝、脾、大肠经；主治肺热喘咳、肠痈、疔肿疮疡、热淋涩痛、癌肿等症；金钱草利胆退黄、解毒化湿；益母草活血化淤，能改善肝脏血流及供养。

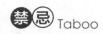 Taboo

脾胃虚寒者不宜服用。

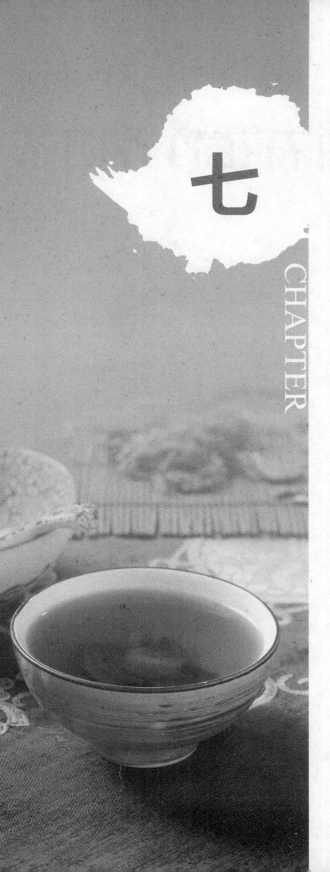

七

润肠通便

　　肠道是指从胃幽门至肛门的消化管。它是人体最大的免疫器官和排毒器官。若肠道干枯、变硬、蠕动能力差，便容易令粪便淤塞，而致便秘等症。患有肠道疾病的病人在饮食方面一定要有规律，这样才有利于身体内主管消化道蠕动和分泌的植物神经系统正常运转。要达到养肠润肠的效果，可以常吃猕猴桃、猪血、蜂蜜等食物。本节介绍的几款凉茶也有非常不错的润肠通便作用。

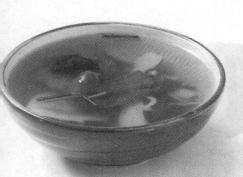

白石花竹养阴茶

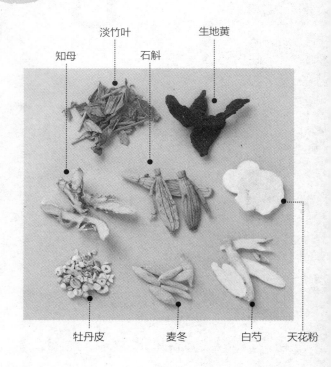

知母　淡竹叶　石斛　生地黄

牡丹皮　麦冬　白芍　天花粉

药材百科

知母与石膏均能清热泻火，可用治温热病及肺热咳嗽等症。但知母泻火之中长于清润，肺热燥咳、内热骨蒸、消渴多选知母；石膏泻火之中长于清解，重在清泻肺胃实火，肺热喘咳、胃火头痛牙痛多用石膏。

🌿 配方 Formula

白芍、生地黄各20克，石斛、麦冬各15克，天花粉、知母、牡丹皮各10克，淡竹叶6克。

▣ 功效 Effect

强阴益气，消渴利尿。

🍲 制法 Method

头煎，清水3碗煎至1碗；二煎，清水2碗煎至半碗。温服。

✦ 药理 Pharmacology

知母、石斛强阴益精、益气除热；白芍养阴和营、消渴引饮；生地黄清热滋阴，可降血糖；麦冬、天花粉养肺滋阴、清热泻火；淡竹叶利小便、止消渴；牡丹皮清热凉血，活血散淤。

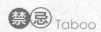 Taboo

胃寒、脾肾阳虚者不宜服用。

清利通淋茶

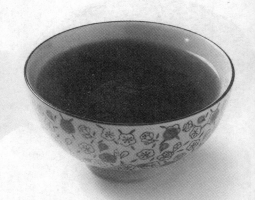

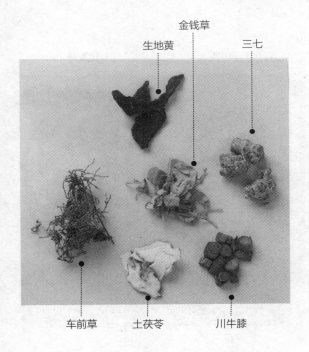

生地黄　金钱草　三七

车前草　土茯苓　川牛膝

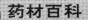
药材百科

金钱草，中药名，为报春花科植物过路黄的干燥全草，江南各省均有分布。夏、秋两季采收。除去杂质，晒干，切段生用。具有清热解毒、散淤消肿、利湿退黄之功效，可用于热淋、沙淋、尿涩作痛、黄疸尿赤、痈肿疔疮、毒蛇咬伤、肝胆结石、尿路结石等症。

🌿 **配方** Formula

生地黄、土茯苓各30克，金钱草25克，车前草20克，三七、川牛膝各10克。

▣ **功效** Effect

清热利湿、祛淤通淋，适用于前列腺增生所致小便频数、点滴不尽、尿黄尿血等症。

🥣 **制法** Method

头煎，清水3碗煎至1碗；二煎，清

水2碗煎至半碗。早晚服用。

✦ **药理** Pharmacology

车前草、金钱草清利下焦湿热，土茯苓祛淤败浊，三七活血行淤，川牛膝引药下行。各药合用，共成清热利湿之效。

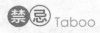
禁忌 Taboo

脾肾阳虚者不宜服用本方。

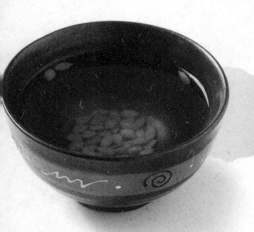

决明冬瓜蜜茶

 药材百科

　　草决明又名马蹄决明、假绿豆，自古为治目良药。《本草求真》谓之："决明子，除风散热。凡人目泪不收，眼痛不止，多属风热内淫，以致血不上行，治当即为驱逐：按此苦能泄热，咸能软坚，甘能补血，力薄气浮，又能升散风邪，故为治目收泪止痛要药。并可作枕以治头风。"

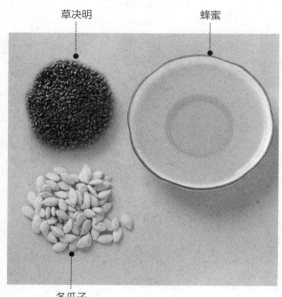

草决明　　　　　　蜂蜜

冬瓜子

🍃 **配方** Formula

　　草决明20克，冬瓜子、蜂蜜各30克。

📱 **功效** Effect

　　清热去燥、润肠通便，适用于便秘导致的身热、口干、尿黄等症。

🍲 **制法** Method

　　草决明、冬瓜子捣碎；清水3碗煎至1碗；待茶微温后伴以蜂蜜，饭前服用。

✦ **药理** Pharmacology

　　草决明即决明子，味苦性寒，含大黄酚、大黄泻素，有润滑肠道之效。配以效用近似的冬瓜子和蜂蜜，通便效果更佳。

禁忌 Taboo

　　虚性便秘者不宜服用。

火炭母猪红茶

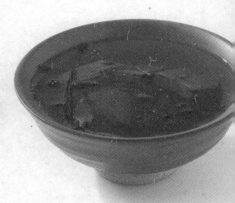

猪红

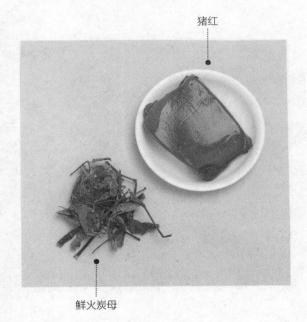

鲜火炭母

药材百科

火炭母味微酸、微涩、性凉，具有清热解毒、利湿消滞、凉血止痒等功效。治消化不良、痢疾、肠炎、感冒、扁桃体炎等。始载于《图经本草》，列入外草类，"火炭母草，生南恩州原野中，味酸、无毒、去皮肤风热流注，骨节痈肿疼痛"。

🌿 配方 Formula

鲜火炭母60克，猪红200克。

功效 Effect

清热利湿，消胀满，利大肠，可用于小儿夏季热、肠炎、消化不良、饮食积滞等症。

制法 Method

清水5碗煎至2碗饮用。

✦ 药理 Pharmacology

火炭母味酸性寒，归肝脾经。有凉血解毒之用；猪红即猪血，能够消胀满、利大肠。

禁忌 Taboo

本茶通利，孕妇慎服。

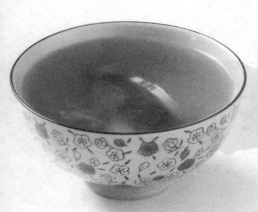

止消茶

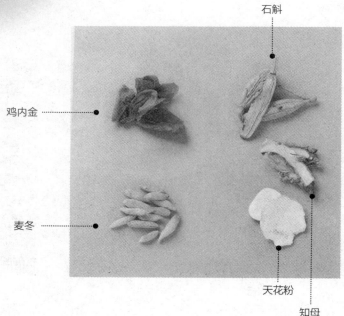

石斛

鸡内金

麦冬

天花粉

知母

🍃 配方 Formula

知母10克，鸡内金、天花粉各15克，石斛12克，麦冬20克。

功效 Effect

清热养阴，滋肾生津，对糖尿病导致的形体消瘦、烦热口渴、多饮多尿等症有特效。

制法 Method

头煎，清水3碗煎至1碗；二煎，清水2碗煎至半碗。早晚温服。

✥ 药理 Pharmacology

知母、石斛滋阴降火、生津消渴；麦冬、天花粉养肺滋阴、清热泻火；鸡内金是家鸡的砂囊内壁，有消食健胃、涩精止遗之效。

禁忌 Taboo

脾肾气虚者不宜服用。

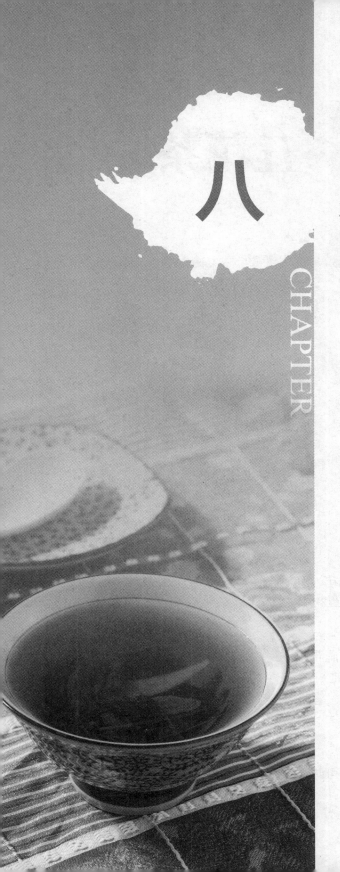

凉血散热

　　中医学认为，血热是指热入血中使血行加速异常的病理状态。若血热不退，就会导致人体发燥、发热、皮肤斑块、鼻衄、齿衄等症状，此时便需凉血。凉血是治疗学术语，属于清热法之一。凉血的关键是用药性寒凉的药物使受火热所迫而运行过速的血恢复正常。本节凉茶所包括的牡丹皮、金银花、岗梅根、塘葛菜等药食都具有十分显著的凉血作用。血热患者不妨参考选用。

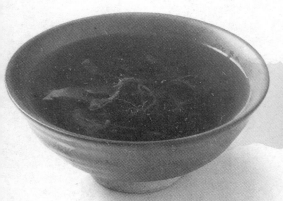

五花茶

药材百科

　　鸡蛋花，别名缅栀子、蛋黄花，夹竹桃科、鸡蛋花属，花期5月~10月。鸡蛋花夏季开花，清香优雅。落叶后，光秃的树干弯曲自然，其状甚美。适合于庭院、草地中栽植，也可盆栽，可入药。

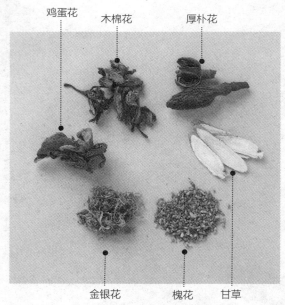

鸡蛋花　木棉花　厚朴花

金银花　槐花　甘草

🌿 配方 Formula

金银花30克，鸡蛋花、木棉花、槐花各15克，厚朴花10克，甘草3克。

▣ 功效 Effect

清热、凉血、解毒、利湿、消滞，适用于湿热下利、痔疮出血、感冒、饮食积滞、湿疹皮炎、暑疖等症。

✦ 药理 Pharmacology

金银花清热解毒，鸡蛋花、木棉花消食解滞，槐花凉血止血，厚朴花行气宣胸，甘草和中解毒并调和诸药。

🍵 制法 Method

清水3碗煎成1碗。若嫌味苦可调入白糖。

Taboo

脾阳不振、胃寒者慎服。

塘葛菜茶

鲜塘葛菜

🍃 **配方** Formula

鲜塘葛菜90～120克。

🔲 **功效** Effect

清热利湿、凉血解毒。适用于感冒发热、咽喉炎、膀胱湿热、小便短赤、关节疼痛等症。

🍵 **制法** Method

清水3碗煎成1碗饮用。

✦ **药理** Pharmacology

塘葛菜又名蔊菜、野油菜、美味菜。性温味辛，有祛痰止咳作用。一般用于迁延慢性支气管炎、急性风湿关节炎等症。

禁忌 Taboo

勿与黄荆叶同时服用，否则易致肢体麻木。

连银感冒茶

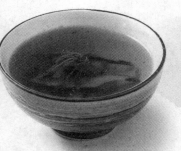

🍃 **配方** Formula

银花、芦根各20克，连翘15克，桔梗12克，甘草6克。

🔲 **功效** Effect

清凉解表、清肺透热，适用于风热感冒引起的发热、头痛、感冒等。

🍵 **制法** Method

清水3碗煎至1碗。饭后顿服。

银花　　　芦根　　　连翘　　　桔梗

✦ **药理** Pharmacology

银花、连翘透热外出、清凉解表，芦根甘凉清热、生津解渴，桔梗、甘草宣肺祛痰、利咽散结。

禁忌 Taboo

孕妇慎用。

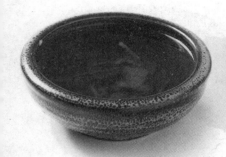

石龟茶

石斛

龟板

生地黄

白茅根

牡丹皮

🍃 配方 Formula

石斛10克，龟板、生地黄、白茅根
各20克，牡丹皮12克。

功效 Effect

滋阴潜阳，凉血止血。主治虚火上
升引起的牙龈出血。

🍵 制法 Method

头煎，清水3碗煎至1碗；二煎，清

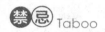

水2碗煎至半碗。早晚分服。

禁忌 Taboo

服用期间忌食刺激食物。脾胃虚寒
者不宜服用。

豨莶地骨茶

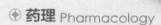

地骨皮

豨莶草

🍃 配方 Formula

豨莶草30克，地骨皮10克。

功效 Effect

清肝降压，对高血压有疗效。

🍵 制法 Method

清水3碗煎至1碗，温服。

药理 Pharmacology

豨莶草味苦性寒，归肝肾经，主治
风湿痹痛、筋骨无力、腰膝酸软、
四肢麻痹等症；地骨皮味甘性寒，
有稳定持久的降压作用。

禁忌 Taboo

阳虚高血压者不宜服用。

银板青叶茶

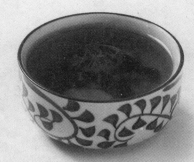

金银花

大青叶

板蓝根

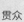
贯众

岗梅根

🍃 配方 Formula

金银花、大青叶各15克，板蓝根、贯众、岗梅根各20克。

🔲 功效 Effect

主治外感热邪引起的发热、头痛、骨痛、鼻塞流涕等症。

🥣 制法 Method

清水4碗煎至1碗饮用。

⊛ 药理 Pharmacology

板蓝根、大青叶、贯众苦寒清热、抗菌消炎，岗梅根、金银花清热泻火、利咽散结。

禁忌 Taboo

体虚流感者不宜服用。

清热消红茶

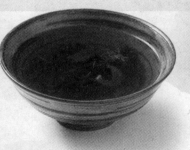

夏枯草

赤芍

牡丹皮

生地黄

红花

🍃 配方 Formula

生地黄30克，赤芍、牡丹皮、夏枯草各15克，红花10克。

🔲 功效 Effect

疏风清热、泻火解毒，适用于风热疫毒所引起的急性结膜炎（红眼病）。

🥣 制法 Method

清水3碗煎至1碗，温服。

⊛ 药理 Pharmacology

生地黄、牡丹皮清热凉血、消解目赤，夏枯草疏风明目、清热解毒。

禁忌 Taboo

胃寒者不宜服用。

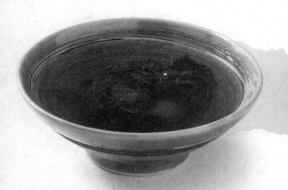

退热茶

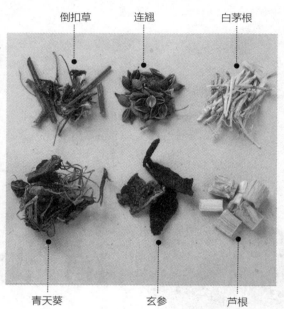

倒扣草　　　连翘　　　白茅根

青天葵　　　玄参　　　芦根

药材百科

倒扣草又名土牛膝、粗毛牛膝、倒钩草。一年生或二年生草本植物，喜温暖气候，不耐严寒，北方栽培，冬季需防寒。《广西中药志》记载倒扣草："利小便，清血，消毒。治红白痢疾，喉疾，跌打损伤，壮筋骨，散血，止痛，理脚气。"

配方 Formula

倒扣草、连翘、白茅根、玄参各15克，芦根20克，青天葵12克。

功效 Effect

清热解表、退热利咽，适用于风热感冒引起的高热不退、头痛、咽红肿痛等症。

制法 Method

清水3碗煎至1碗。饭后服用。

药理 Pharmacology

倒扣草、青天葵解表退热，连翘、芦根、玄参清热利咽、解毒散结，白茅根清热利尿。

禁忌 Taboo

体质较差或脾胃功能差者慎用。

双梅茶

岗梅根

水杨梅

🌿 配方 Formula

岗梅根30克，水杨梅30克。

📋 功效 Effect

消炎解毒、生津止渴、清火利咽，可用于感冒发热、咽喉炎、扁桃腺炎、牙龈炎等症。

🍵 制法 Method

清水3碗煎至1碗，去渣饮用。饮用时可加糖调味。

✳ 药理 Pharmacology

岗梅根清热解毒，生津止渴；水杨梅清热解毒，对沙门氏菌、金黄色葡萄球菌均有较强的抑制作用。

禁忌 Taboo

脾胃虚寒者慎用，孕妇慎用。

降火止痛茶

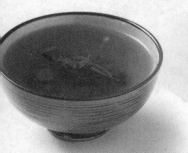

山萸肉

金银花

牡丹皮

骨碎补

丹参

🌿 配方 Formula

山萸肉、金银花各12克，牡丹皮、骨碎补各15克，丹参20克。

📋 功效 Effect

益肾固齿、滋阴降火，适用于虚火上升所致的牙疼咽干等症。

🍵 制法 Method

头煎，清水3碗煎至1碗；二煎，清水2碗煎至半碗。早晚分服。

✳ 药理 Pharmacology

山萸肉益阴固肾，牡丹皮清热泻火，丹参祛淤生新、消肿止痛，骨碎补益肾降火、强骨疗齿，金银花清气凉血。

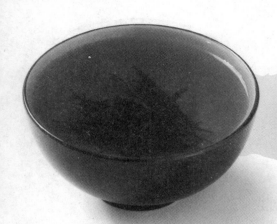

榕树须茶

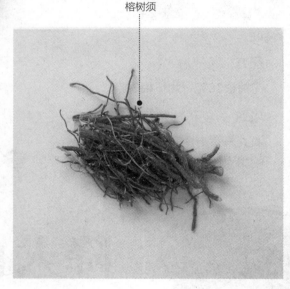

榕树须

药材百科

　　榕树须为桑科植物榕树的气生根，富含酚类、氨基酸、有机酸及糖类，主治风热风湿、流感鸡咳、麻疹不透等症。其药用价值最早见于《本草纲目拾遗》："榕有二种，一种矮而盘桓，其须着地，复生为树。一种名赤榕，上耸广大。二种荫最宽广，入药用有须者。"

配方 Formula

榕树须15～20克。

功效 Effect

祛风清热、凉血解毒，可用于流行性感冒、百日咳、出疹不透、眼结膜炎等症。

制法 Method

榕树须洗净，清水2碗煎至1碗，去渣饮用。

药理 Pharmacology

榕树须味苦性平，清热利尿，消炎解毒，药用的榕树须以条细、红褐者为佳。

禁忌 Taboo

寒性体质者慎服。

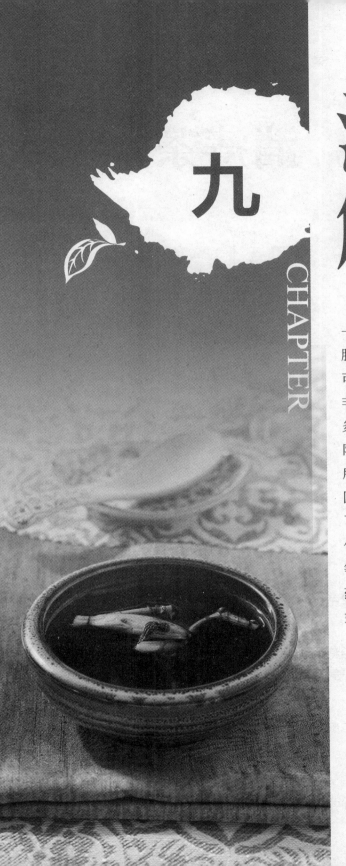

消炎解毒

　　炎症，是机体对于刺激的一种防御反应，表现为红、肿、热、痛和功能障碍。它既可以是感染性炎症，也可以是非感染性炎症。通常情况下，炎症是有益的，是人体自动的防御反应。可即便如此，炎症所带来的瘙痒、疼痛同样令人困扰不堪，此时消炎解毒便成了关键。治疗炎症的主要用药包括羊蹄草、大青叶、金银花等，本节介绍的凉茶便以上述药材为原料。有需要的患者不妨选用。

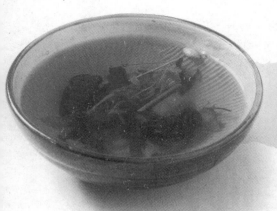

消痔茶

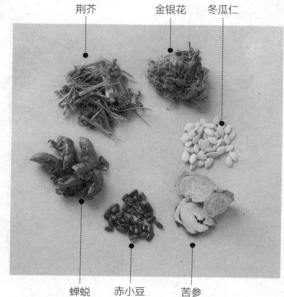

荆芥　　金银花　冬瓜仁

蝉蜕　　赤小豆　　苦参

药材百科

　　荆芥原名"假苏"，俗名"姜芥"，为唇形科植物，入药用其干燥茎叶和花穗。荆芥叶黄绿色，茎方形微带紫色，味平，性温，无毒，清香气浓。荆芥发汗解热，是中华常用草药之一，有镇痰、祛风、凉血、抗流感之效。

配方 Formula

蝉蜕15克，赤小豆、金银花、冬瓜仁各20克，荆芥、苦参各12克。

功效 Effect

疏风泻火、凉血消痔，主治痔疮引起的肛门瘙痒、疼痛、滴血等症。

制法 Method

头煎，清水3碗煎至1碗；二煎，清水2碗煎至半碗。早晚分服。

药理 Pharmacology

金银花清热解毒，蝉蜕、荆芥、苦参疏风止痒，赤小豆清火泻热；冬瓜仁润肠通便。

禁忌 Taboo

忌辛辣、烟酒。

凉茶小贴士

此茶服后可将药渣煎水坐浴，使药物直接与患处接触，可收消炎止痛之效。

湿疹清解茶

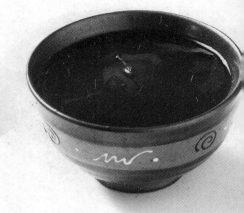

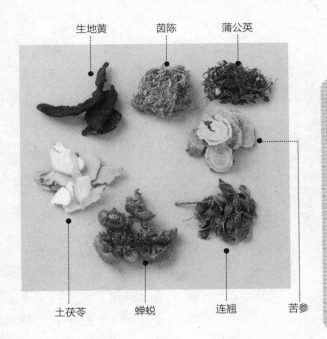

生地黄　　茵陈　　蒲公英

土茯苓　　蝉蜕　　连翘　　苦参

药材百科

蒲公英属菊科多年生草本植物，含有蒲公英醇、蒲公英素、胆碱、有机酸、菊糖等多种健康营养成分，有利尿、缓泻、退黄疸、利胆等功效。蒲公英同时含有蛋白质、脂肪、碳水化合物、微量元素及维生素等，有丰富的营养价值，可生吃、炒食、做汤，是药食兼用的植物。

配方 Formula

生地黄、土茯苓各30克，蒲公英、茵陈各20克，苦参12克，连翘15克，蝉蜕10克。

功效 Effect

清热解毒、利湿止痒，主治急性风湿热型和亚急性湿疹。

制法 Method

头煎，清水3碗煎至1碗；二煎，清水2碗煎至半碗。早晚分服。

药理 Pharmacology

生地黄清热凉血，连翘、蒲公英清热解毒，茵陈、土茯苓清热利湿，苦参、蝉蜕消风止痒。

禁忌 Taboo

血虚气弱者不宜使用本方。

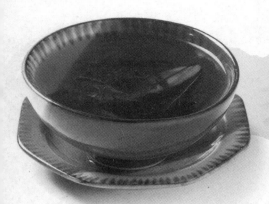

青紫茶

 药材百科

地黄为双子叶植物药玄参科植物地黄或怀庆地黄的根。秋季采挖除去芦头、须根及泥沙。鲜用者称为"鲜地黄"；若将地黄缓缓烘焙至约八成干入药者，就是"生地黄"、"干地黄"。后者能够清热凉血、养阴生津，用于热病烦渴、发斑发疹、阴虚内热、吐血、衄血、糖尿病、传染性肝炎等症。

茵陈　　　　土茯苓　　　紫草

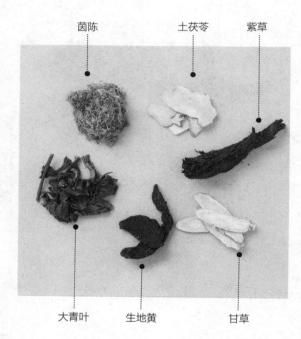

大青叶　　　生地黄　　　　甘草

配方 Formula

大青叶、生地黄、茵陈各20克，土茯苓30克，紫草15克，甘草6克。

功效 Effect

清热抗毒，适用于带状疱疹所致的患部红斑、疱疹群、口干烦躁等症。

制法 Method

头煎，清水3碗煎至1碗；二煎，清水2碗煎至半碗。早晚分服。

药理 Pharmacology

大青叶清热解毒，抗菌消炎；紫草、生地黄凉血清热，土茯苓、茵陈清热利湿，甘草止痛和中。

禁忌 Taboo

脾胃虚寒者慎用。

白金消疹茶

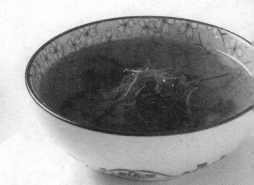

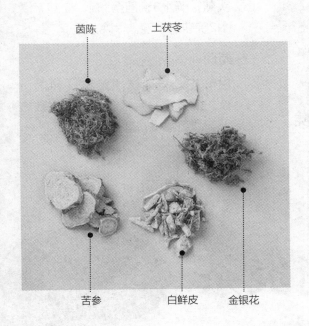

茵陈　　土茯苓

苦参　　白鲜皮　金银花

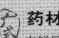 **药材百科**

白鲜是芸香科植物白鲜和狭叶白鲜的干燥根皮。《本草原始》中记载："白鲜皮，入肺经，故能去风，入小肠经，故能去湿，夫风湿既除，则血气自活而热亦去。治一切疥癞、恶风、疥癣、梅毒、诸疮热毒。"

配方 Formula
白鲜皮、金银花、茵陈各20克，土茯苓30克，苦参12克。

功效 Effect
透热解表，化湿消疹，适用于荨麻疹引起的红斑、丘疹、水疱、风团等症。

制法 Method
头煎，清水3碗煎至1碗；二煎，清水2碗煎至半碗。早晚分服。

药理 Pharmacology
白鲜皮又名藓皮、臭根皮，味苦性寒，主治风热湿毒所致的风疹；茵陈、土茯苓化浊除湿；金银花清解透热、利湿消疹。

禁忌 Taboo
忌辛辣、鱼虾、酒等刺激性食物。

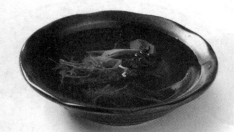

白花茶

白鲜皮　　蒲公英　　甘菊　　连翘　　蝉蜕

配方 Formula

白鲜皮、蒲公英各20克，甘菊、金银花各15克，连翘、蝉蜕各10克。

功效 Effect

祛风利湿、清热解毒，适用于化妆品皮炎引起的皮肤潮红、瘙痒、灼热等症。

制法 Method

头煎，清水3碗煎至1碗；二煎，清水2碗煎至半碗。早晚分服。

药理 Pharmacology

白鲜皮、甘菊清热解毒、利湿止痒，蒲公英、金银花、连翘宣散热邪、清热解毒，蝉蜕疏风止痒。

禁忌 Taboo

脾胃虚寒者忌用。

清胃消炎茶

知母　　川牛膝　　麦冬　　茵陈

生地黄　　土茯苓　　石膏

功效 Effect

清胃泻火、除湿止痛，适用于脾胃积热导致的口腔溃疡等症。

制法 Method

头煎，清水3碗煎至1碗；二煎，清水2碗煎至半碗。早晚饭后服用。

禁忌 Taboo

脾胃虚寒者忌用。

配方 Formula

生地黄、石膏、茵陈各20克，川牛膝12克，麦冬15克，土茯苓30克，知母10克。

黄白紫赤茶

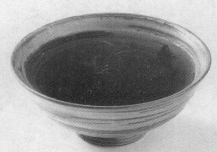

生地黄　　土茯苓　　紫草

赤芍　　白鲜皮　　金银花

配方 Formula

生地黄、土茯苓各30克，紫草、赤芍各12克，白鲜皮20克，金银花各15克。

功效 Effect

凉血清热，解毒化湿。牛皮癣患者可用。

制法 Method

头煎，清水3碗煎至1碗；二煎，清水2碗煎至半碗。早晚分服。

禁忌 Taboo

脾胃虚寒者慎用。

天冬石斛茶

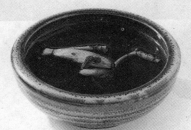

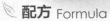

石斛　　麦冬　　天冬　　茵陈

配方 Formula

天冬、麦冬、茵陈各20克，石斛12克。

功效 Effect

育阴生津、清热解毒，适用于阴虚引起的复发性口腔溃疡等症。

制法 Method

头煎，清水3碗煎至1碗；二煎，清水2碗煎至半碗。早晚饭后服。

药理 Pharmacology

天冬、麦冬、石斛清热生津，茵陈除湿清热。

禁忌 Taboo

寒凉者慎服。

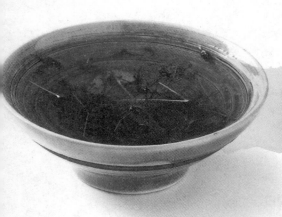

清肺消痤茶

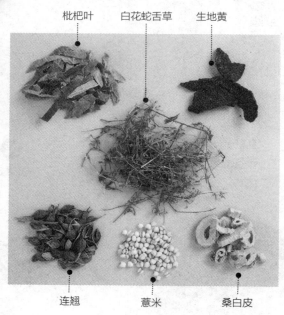

枇杷叶　白花蛇舌草　生地黄

连翘　薏米　桑白皮

药材百科

白花蛇舌草是茜草科耳草属的植物，分布在日本及中国大陆的南方等地，生长于海拔1800米的地区，多生长于山地岩石上，目前尚未由人工引种栽培。其中成药味苦、淡，性寒。主要功效是清热解毒、消痛散结、利尿除湿，尤善治疗各种炎症。在临床实践中，发现白花蛇舌草若配伍得当，可治疗多种疾病。

配方 Formula

白花蛇舌草、生地黄各20克，枇杷叶、桑白皮各15克，薏米30克，连翘12克。

功效 Effect

疏风清肺，可治肺热、血热引起的粉刺、丘疹等症。

制法 Method

头煎，清水3碗煎至1碗；二煎，清水2碗煎至半碗。

药理 Pharmacology

白花蛇舌草可调节性激素水平，抑制皮脂腺分泌，为消痤良药；枇杷叶、桑白皮清肺泻火；生地黄、连翘凉血清热；薏米利湿排脓。

感炎平茶

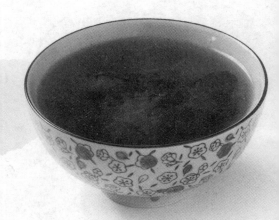

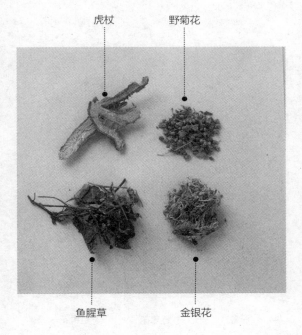

虎杖　　　　野菊花

鱼腥草　　　　金银花

药材百科

鱼腥草又名蕺菜、菹菜、岑菜，性寒味辛，《滇南本草》谓之"治肺痈咳嗽带脓血。痰有腥臭"。现代药理研究认为，鱼腥草主要含挥发油、癸酰乙醛鱼腥草素等多种成分，对各种致病杆菌、球菌、流感病毒、钩端螺旋体等有抑制抗菌作用，并能提高人体免疫功能。

🍃 配方 Formula
虎杖、野菊花、鱼腥草、金银花各30克。

功效 Effect
本茶具有解热止痛、抗菌消炎的功效，可用于感冒发热、支气管炎、急性咽炎、急性扁桃体炎、疔疮疖肿、急性淋巴管炎等症。

🥄 制法 Method
清水4碗煎至1碗半饮用。

⊕ 药理 Pharmacology
本茶的各种配料均有较强的抗菌消炎作用，可用于各种细菌性感染疾患。

禁忌 Taboo

孕妇及胃、十二指肠溃疡患者慎用。

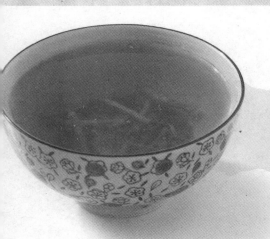

泌炎宁茶

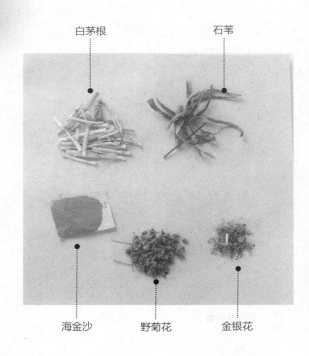

白茅根　　　　　石苇

海金沙　　　野菊花　　　金银花

 药材百科

海金沙又名铁蜈蚣、金砂截、罗网藤，为多年生攀援草本植物，性寒味甘，归小肠、膀胱经。全草及其孢子可入药。常用于治尿道感染、尿路结石、白浊、肝炎、肠炎等症。

配方 Formula

野菊花、金银花、白茅根各30克，海金沙、石苇各15克。

功效 Effect

抗菌消炎、清热利尿。可用于尿频尿急、小便短赤、下腹刺痛、尿道炎、膀胱炎、急性盂肾炎等症。

制法 Method

清水4碗煎至2碗饮用，可适量加糖调味。

药理 Pharmacology

海金沙含有多种黄酮类物质，有较强的抗菌作用；石苇含皂甙、蒽醌类、黄酮类等，有增强细胞吞噬能力及增强体内抗体抗病能力的作用。

Taboo

胃、十二指肠溃疡患者慎用。

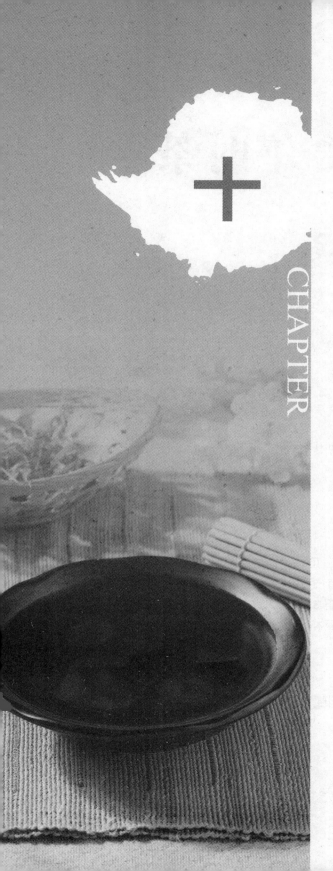

胃健消食

中医学认为，胃属阳，喜润恶燥。若热火入侵则容易导致胃阴不足、胃热、胃火诸症，出现口干喜饮，舌干少津，饥不欲食等症。《灵枢》说："五脏六腑皆禀气于胃。"胃气为本，故历代医学皆重视保护胃气。而有"有胃气则生，无胃气则死"的论述。胃病病人必须规律饮食、细嚼慢咽，忌吃"生、冷、硬"食物。养胃和胃的主要药材包括枇杷叶、党参、紫苏叶等，有需要的读者不妨参考本节凉茶。

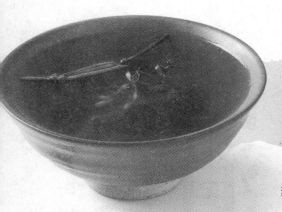

午时茶

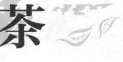

药材百科

羌活又名蚕羌、曲药、竹节羌，性辛味苦，归膀胱、肾经。羌活气雄而散、发表力强，多用于风寒感冒、头痛身疼。常与防风、细辛、苍术、川芎同用，药效更佳。

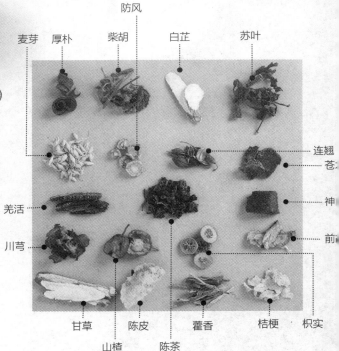

麦芽　厚朴　　防风　柴胡　　白芷　　苏叶

羌活　　　　　　　　　　　　　　　连翘　苍术　神　前

川芎

甘草　　山楂　陈皮　陈茶　藿香　桔梗　枳实

🌿 配方 Formula

苍术、陈皮、柴胡、连翘、白芷、枳实、山楂、羌活、防风、前胡、藿香、川芎、神曲、甘草各300克，桔梗、麦芽、苏叶、厚朴各450克，陈茶1000克。

功效 Effect

解暑清热、导滞解渴、开胃进食，可用于感冒发热、食滞呕吐、大便泄泻等症。

🍵 制法 Method

配料研为粗末。每用10～20克，冲入适量沸水。1日内饮尽。

☀ 药理 Pharmacology

苍术燥湿运脾，陈皮行气健脾，藿香解表除湿，防风祛风解表，连翘清热解毒，柴胡清热解表，川芎、白芷祛风止痛，枳实、厚朴行气宽肠，前胡宣肺除痰，紫苏叶利气宣痰，麦芽开胃，桔梗祛痰。

禁忌 Taboo

感冒高热或因食物不洁而致中毒者不宜饮用。

桑菊枇杷茶

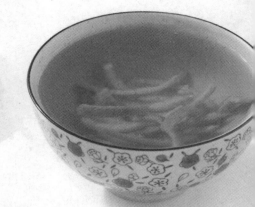

菊花

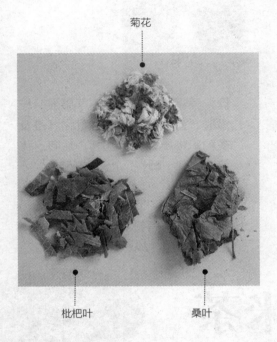

枇杷叶   桑叶

配方 Formula

菊花10克,桑叶、枇杷叶各5克。

功效 Effect

预防秋高肺燥,咽干唇裂。

制法 Method

配料研成粗末,沸水冲泡代茶饮。

药理 Pharmacology

枇杷叶味苦性寒,归肺胃经,主治肺燥咳嗽、胃热呕吐。

禁忌 Taboo

虚寒体质者慎服。

凉茶小贴士

枇杷叶止咳宜炙用,止呕宜生用。

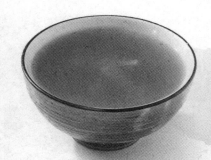

鲜橘消胀茶

橘子　　　甘草

🍃 **配方** Formula

新鲜橘皮或橘肉，白糖适量。

🔲 **功效** Effect

理气消胀，生津润喉。

🍵 **制法** Method

泡茶时加入适量新鲜橘肉或橘皮（橘皮需消毒），加糖饮用。

✦ **药理** Pharmacology

橘子含有丰富的糖类（葡萄糖、果糖、蔗糖）、维生素、苹果酸、柠檬酸、蛋白质、脂肪、食物纤维及多种矿物质，具有润肺、止咳、化痰、健脾、顺气、止渴的药效。

🈲🈲 Taboo

橘肉中含有有机酸，会对胃黏膜产生刺激作用。故忌空腹服用。

党参黄米茶

党参　　　炒米

🍃 **配方** Formula

党参15～30克，炒米30克。

🔲 **功效** Effect

补中益气，健脾和胃。可治病后体虚，消化不良等。

🍵 **制法** Method

加水4碗煎至1碗半代茶饮用。隔天1次，一般2～3次显效。

✦ **药理** Pharmacology

党参味甘性温，主要含生物碱、皂甙、蛋白质、淀粉等物质，常用于补血降压、和胃除烦；黄米即炒米，有止泻除湿之效。

🈲🈲 Taboo

炒米上火，不宜多服。

青皮甘露茶

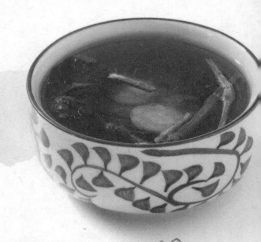

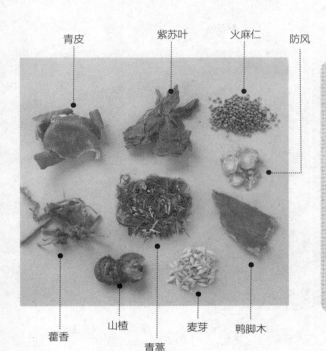

青皮　　紫苏叶　　火麻仁　　防风

藿香　　山楂　　青蒿　　麦芽　　鸭脚木

药材百科

青蒿为菊科植物青蒿的干燥地上部分。《本草新编》谓之："青蒿，味苦，气寒，无毒。入胃、肝、心、肾四经。专解骨蒸劳热，尤能泻暑热之火，愈风瘙痒，止虚烦盗汗，开胃，安心痛，明目辟邪，养脾气，此药最佳。盖青蒿泻火热，又不耗伤气血，用之以佐气血之药，大建奇功。"

🌿 配方 Formula

火麻仁25克，青皮6克，青蒿、藿香、紫苏叶、防风各10克，麦芽、山楂、鸭脚木叶各15克。

功效 Effect

消暑散热、行气消食、健胃益中，可用于流行性感冒、外感头痛、消化不良等症。

🍵 制法 Method

清水2碗半煎至1碗饮用。

药理 Pharmacology

青皮消积止痛，青蒿、防风清热解表，紫苏叶利气化痰，山楂、麦芽、藿香导滞开胃，鸭脚木凉血解毒。

禁忌 Taboo

本茶消积导滞之力较强，孕妇慎服。

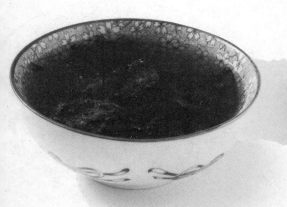

榄葱生姜茶

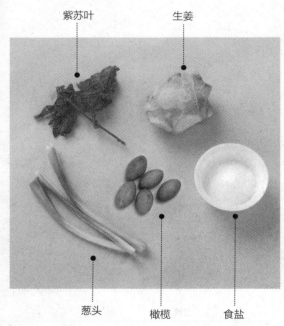

紫苏叶　　　　生姜

葱头　　　橄榄　　　食盐

 药材百科

葱头性平味辛，有祛水、下气、消炎等功效。它所含的葱蒜辣素能够增食欲、助消化；含硫化合物的混合物可降低高血脂、血压，舒张外周血管，增加冠脉血流量，有助于防治高血压、冠心病，还可刺激胆汁分泌。葱头还含有植物杀菌素，可用于外敷，治疗软组织损伤、扭伤、脱臼复位、局部肿胀等。

🌿 配方 Formula

橄榄（连核）60克，葱头15克，生姜、紫苏叶各10克，食盐少许。

🔲 功效 Effect

解表散热、健胃益中，可用于伤风感冒、发热头疼、流青鼻涕、胸腹胀满、呕吐作闷等症。

🍵 制法 Method

清水2碗半煎至1碗，加食盐少许饮用。

⊕ 药理 Pharmacology

橄榄清咽利肺、生津解毒，葱头发汗解表、健胃和中，生姜和胃止呕、除痰止咳。

禁忌 Taboo

本茶主要用于风寒型感冒，对于风热型感冒则以王老吉为佳。

金渣消滞茶

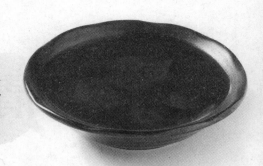

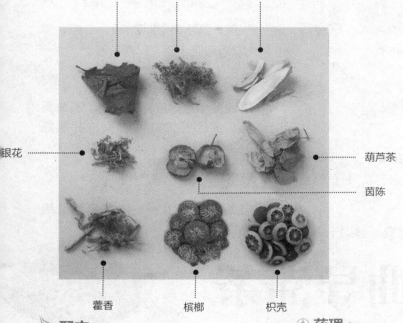

布渣叶　金钱草　甘草

银花

葫芦茶

茵陈

藿香　　槟榔　　枳壳

🌿 **配方** Formula

金银花、土茵陈、布渣叶、葫芦茶、山楂各15克，藿香、槟榔、枳壳各10克，甘草3克。

▣ **功效** Effect

除湿消滞、驱虫祛积。可用于湿热腹痛、大便溏泄、食欲不振、消化不良等症。

🍵 **制法** Method

清水2碗半煎至1碗饮用。

✦ **药理** Pharmacology

金银花、土茵陈除湿清热，山楂、布渣叶、葫芦茶祛积消滞，枳壳行气导滞，槟榔杀虫消积，甘草和中。

禁忌 Taboo

本茶消导之力较强，主要用于胃肠有积滞实证者，脾胃虚寒者慎用。

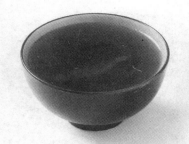

清胃除臭茶

生地黄　　石膏　　牡丹皮　　泽泻

升麻　　　　甘草

🍃 配方 Formula

生地黄、石膏各20克，牡丹皮15克，泽泻12克，升麻3克，甘草6克。

📋 功效 Effect

清胃泻火、泄热除臭，适用于胃热炽盛所致的口臭、口渴、烦热等症。

🍵 制法 Method

头煎，清水3碗煎至1碗；二煎，清水2碗煎至半碗。早晚分服。

✣ 药理 Pharmacology

生地黄、牡丹皮清热凉血，石膏泻热，泽泻利湿降浊，升麻升热降浊，甘草和中。

禁忌 Taboo

胃寒者不宜服用。忌食辛辣燥热之物。

神曲导滞茶

神曲　　山楂　　连翘　　布渣叶　　竹茹　　麦芽

🍃 配方 Formula

神曲、山楂各15克，连翘12克，布渣叶、竹茹各10克，麦芽30克。

📋 功效 Effect

清热导滞、和胃消食，适用于急性胃肠炎导致的腹胀欲泻、呕吐宿食等症。

🍵 制法 Method

头煎，清水3碗煎至1碗；二煎，清水2碗煎至半碗。分两次温服。

✣ 药理 Pharmacology

神曲性温味苦，入脾、胃、大肠经，有健脾消食、理气化湿之效；山楂含山楂甘酸，善消食积滞，对痢疾杆菌有较强的抑制作用。

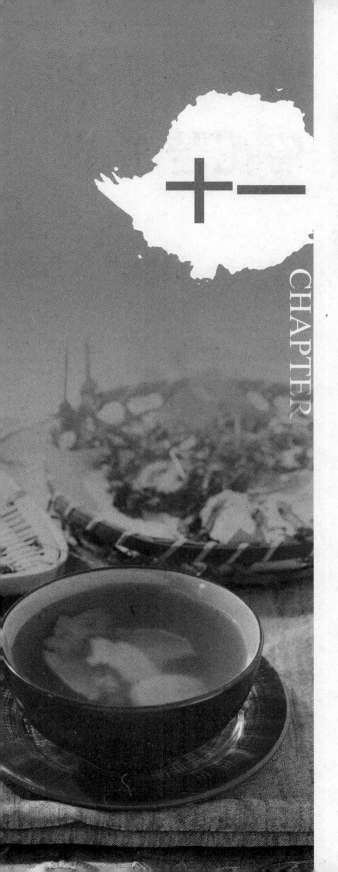

十一

降压减脂

　　高血压病是指在静息状态下动脉收缩压或舒张压增高，常伴有脂肪和糖代谢紊乱及心、脑、肾和视网膜等器官功能性或器质性改变。高血压患者通常容易头痛、头晕、心悸、失眠、健忘等。若久置不理，随时会产生各种并发症，严重危害健康。高血压的病人应当合理控制膳食，减少脂肪和热量的摄入，多吃含有钾、钙的食物，少吃盐。降压减脂的主要用药包括山楂、荷叶、菊花等，有需要的读者不妨参考本节内容。

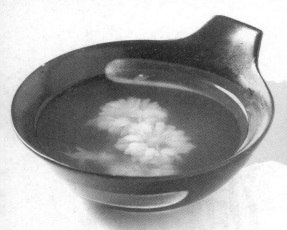

菊花苦丁茶

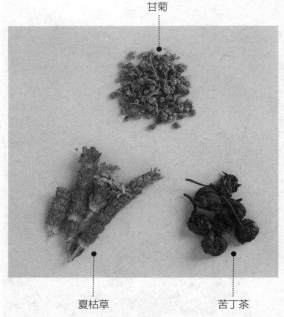

甘菊

夏枯草

苦丁茶

 药材百科

　　苦丁茶是冬青科冬青属苦丁茶种常绿乔木，俗称茶丁、富丁茶、皋卢茶。苦丁茶中含有苦丁皂甙、氨基酸、维生素C、多酚类、黄酮类、咖啡碱、蛋白质等200多种成分。其成品茶清香有苦味、而后甘凉，具有清热消暑、明目益智、生津止渴、利尿强心、润喉止咳、降压减肥、抑癌防癌、抗衰老、活血脉等多种功效。

🍃 **配方** Formula

　　夏枯草30克，甘菊15克，苦丁茶10克。

🔲 **功效** Effect

　　清肝热、降血压，适用于肝阳上亢引起的血压升高。

🥣 **制法** Method

　　清水4碗煎至2碗，早晚分服。

🌐 **药理** Pharmacology

　　夏枯草苦寒，清肝泻火，具有良好的降压作用；甘菊和苦丁茶均能清热解毒，平肝潜阳。

🚫 **禁忌** Taboo

　　高血压无实热证及胃寒者不宜使用。

桑菊银楂茶

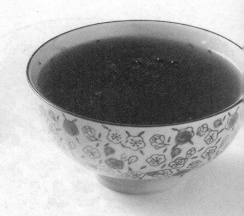

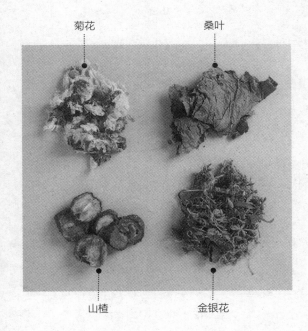

菊花　　　　　桑叶

山楂　　　　　金银花

🌿 **配方** Formula

菊花5克，金银花15克，山楂30克，桑叶10克。

▣ **功效** Effect

清热解毒、平肝降压、化淤降脂，适用于上呼吸道感染、高血压、单纯性肥胖症等症。

🍲 **制法** Method

配料加水共煎2次，每次20分钟；

取2次煎汁混合即成。上下午分饮。

✦ **药理** Pharmacology

菊花清热明目，金银花疏散风热，山楂化淤消脂，桑叶解痉抗炎。

🈲🈲 **Taboo**

虚寒体质者慎服。

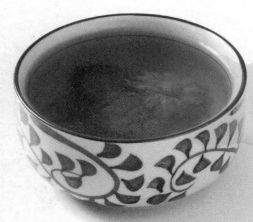

菊花山楂茶

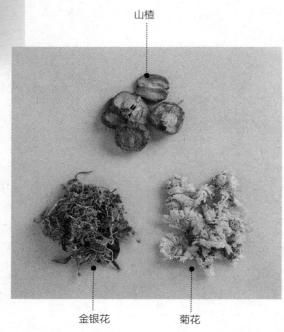

山楂

金银花　　　　菊花

🍃 配方 Formula
菊花、山楂、金银花各10克。

功效 Effect
化瘀消脂、清凉降压，适用于肥胖症及高血压患者。

🍵 制法 Method
开水冲泡，代茶饮用。

✦ 药理 Pharmacology
山楂味酸性温，富含多种黄酮类物质，对心血管系统有显著作用。

禁忌 Taboo
虚寒体质者慎服。

桂花甜茶

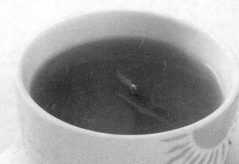

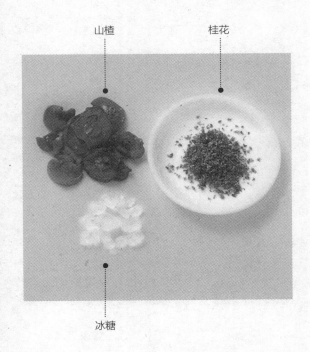

山楂　　　桂花

冰糖

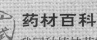

药材百科

我国种植桂花的历史非常久远。历代以来，桂花就是文人骚客们热衷吟诵的对象之一。其中以屈原在《九歌》里的"援北斗兮酌桂浆，辛夷车兮结桂旗"为最早。后又有"人闲桂花落，夜静春山空"（王维）、"遥知天上桂花孤，试问嫦娥更要无"（白居易）、"亭亭岩下桂，岁晚独芬芳"（朱熹）、"何须浅碧深红色，自是花中第一流"（李清照）等吟桂名句。

🌿 配方 Formula

山楂500克，冰糖250克，桂花适量。

功效 Effect

止咳平喘，消食化滞。

🍵 制法 Method

山楂去核，和桂花一起煲至绵软即可饮用，加冰糖调味。

✦ 药理 Pharmacology

桂花味辛性平，用于喘咳痰多，妇女经闭腹痛，龋齿牙痛等症；山楂健脾开胃、活血化痰。

禁忌 Taboo

山楂含有大量有机酸，不宜空腹服用。

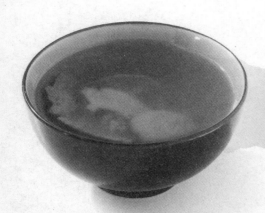

利湿减肥茶

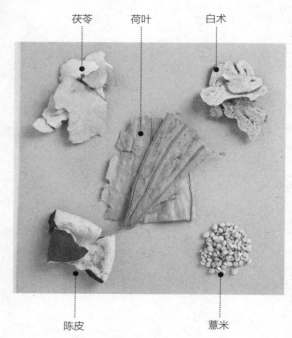

茯苓　　荷叶　　白术

陈皮　　薏米

配方 Formula

荷叶、陈皮各10克，茯苓、薏米各20克，白术12克。

功效 Effect

理气减肥，用于肥胖湿重者。

制法 Method

头煎，清水3碗煎至1碗；二煎，清水2碗煎至半碗。分2次温服。

药理 Pharmacology

胃胀腹胀、气滞饱闷、阳虚肥胖者不宜服用本方。

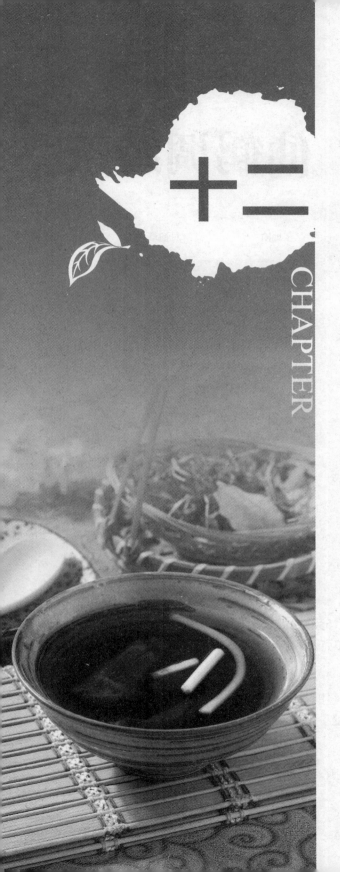

十二 男女常饮

人体的内分泌系统负责分泌各种激素，调节人体的代谢和生理功能。正常情况下各种激素是互相平衡的。不过现代都市恶劣的居住环境和快速的生活节奏，早已打破了人们体内的分泌平衡，导致不少成年男女出现这样或那样的生理问题。调理内分泌主要应从饮食和运动方面入手，多喝水，多吃新鲜果蔬、高蛋白的食物。同时，多参加各种运动锻炼，加强体质。还要有科学的生活规律，避免经常熬夜。

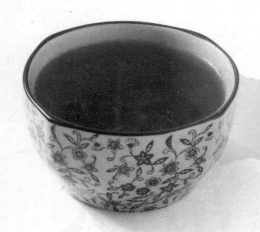

仙鹤调经茶

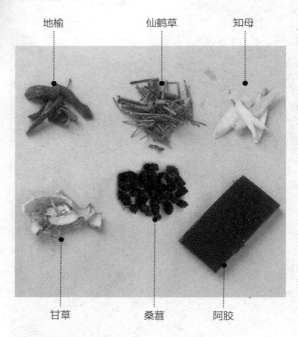

地榆　　　仙鹤草　　　知母

甘草　　　桑葚　　　阿胶

药材百科

仙鹤草又名脱力草、黄龙草，为蔷薇科植物龙牙草的地上部分，能够收敛止血，解毒疗疮，杀虫。用于咳血、吐血、尿血、崩漏、痢疾、疔疮痈肿、痔疮、滴虫性阴道炎等症。

🌿 配方 Formula

地榆20克，仙鹤草、桑葚各15克，阿胶30克，知母10克，甘草6克。

功效 Effect

滋阴补肾、止血调经，主治经期量多、经期过长和月经不洁等症。

🍵 制法 Method

头煎，清水4碗煎至1碗；二煎，清水2碗煎至半碗。早晚分服。

☀ 药理 Pharmacology

地榆、仙鹤草凉血止血，可促进血小板形成；桑葚滋阴益血；知母滋阴清热；阿胶补血润燥；甘草和中。

禁忌 Taboo

脾胃虚寒者不宜服用。

宣闭茶

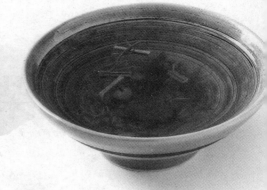

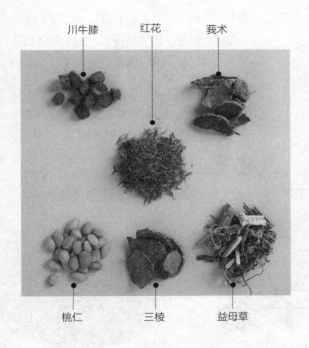

川牛膝　　红花　　莪术

桃仁　　三棱　　益母草

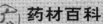

药材百科

《药品化义》记之曰：
"桃仁，味苦能泻血热，体润
能滋肠燥。若连皮研碎多用，
走肝经，主破蓄血，逐月水，
及遍身疼痛，四肢木痹，左半
身不遂，左足痛甚者，以其舒
经活血行血，有去淤生新之
功，若去皮捣烂少用，入大
肠，治血枯便闭，血燥便难，
以其濡润凉血和血，有开结通
滞之力。"

配方 Formula

桃仁12克，红花、川牛膝、莪术、
三棱各10克，益母草20克。

功效 Effect

行气活血、散淤通经，主治月经数
月不行、胸胁胀满等症。

制法 Method

头煎，清水4碗煎至1碗；二煎，清
水2碗煎至半碗。早晚分服。

药理 Pharmacology

桃仁、红花善入血分、散淤通经，
益母草调经行心，三棱、莪术破结
驱滞，川牛膝引药下行。

禁忌 Taboo

脾胃虚寒者不宜服用。

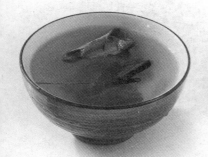

柴胡通乳茶

柴胡

川楝子

漏芦

通草

王不留行

甘草

🍃 配方 Formula

柴胡、川楝子、漏芦、通草、王不留行各10克，甘草6克。

功效 Effect

疏肝理气、行滞通乳，主治产后缺乳、乳房胀痛、情志忧郁等症。

制法 Method

头煎，清水4碗煎至1碗；二煎，清水2碗煎至半碗。早晚分服。

禁忌 Taboo

气血亏虚而致缺乳者不宜使用本方。

双子茶

蛇床子

地肤子

知母

牡丹皮

生地黄

土茯苓

黄柏

🍃 配方 Formula

蛇床子、地肤子各15克，知母、牡丹皮各10克，生地黄30克，土茯苓20克，黄柏12克。

功效 Effect

滋阴降火、养血止痒，主治肝肾阴虚而致外阴瘙痒者。

制法 Method

头煎，清水3碗煎至1碗；二煎，清水2碗煎至半碗。早晚分服。

禁忌 Taboo

脾胃虚寒者不宜服用。

败酱清盆茶

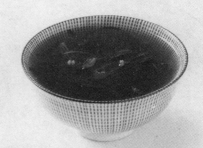

败酱草　金银花　蒲公英　土茯苓

连翘　　　　　薏米

配方 Formula

败酱草、金银花、蒲公英、土茯苓各30克，连翘、薏米各20克。

功效 Effect

清热解毒、化淤止痛，主治急性盆腔炎所致的高热寒战、下腹剧痛、带下增多等症。

制法 Method

头煎，清水3碗煎至2碗；二煎，清水2碗煎至半碗。早晚分服。

禁忌 Taboo

脾虚、胃寒者不宜服用。

利湿清盆茶

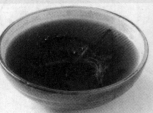

土茯苓　　薏米　　忍冬藤　　益母草

茵陈　　　　　车前草

配方 Formula

土茯苓、薏米各30克，忍冬藤、益母草、茵陈各20克，车前草15克。

功效 Effect

清热利湿、解毒化淤，适用于慢性盆腔炎所致腰痛、低热、带下量多等症。

制法 Method

头煎，清水3碗煎至1碗；二煎，清水2碗煎至半碗。早晚分服。

禁忌 Taboo

脾胃虚寒者不宜服用。

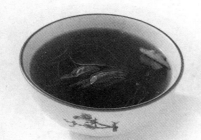

起痿茶

山栀子　　知母　　黄柏　　龙胆草

天冬　　生地黄　　土茯苓

🍃 配方 Formula

山栀子、知母、黄柏各10克，龙胆草、天冬各15克，生地黄20克，土茯苓30克。

功效 Effect

清心起痿，适用于心肝火旺所致阳痿、心烦、口苦等症。

制法 Method

头煎，清水3碗煎至1碗；二煎，清水2碗煎至半碗。早晚分服。

禁忌 Taboo

肾虚阳痿者不宜服用。

丹泽茶

牡丹皮　　泽泻　　莲须

🍃 配方 Formula

牡丹皮、泽泻、莲须各15克。

功效 Effect

泻相火、止遗精，适用于相火妄动所致遗精、心烦、耳鸣盗汗等症。

制法 Method

头煎，清水3碗煎至1碗；二煎，清水2碗煎至半碗。早晚分服。

药理 Pharmacology

泽泻又名水泻、芒芋，性寒味甘，归肾、膀胱经，能泄相火、存阴液，为泄热降浊之品；莲须清心通肾，秘涩精气；牡丹皮凉血泻火。

禁忌 Taboo

肾气虚而致遗精者不宜服用。

锄强茶

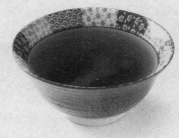

玄参　　　知母　　　黄柏

麦冬　　　　　　川牛膝

🍃 配方 Formula

玄参50克，知母、黄柏各12克，麦冬30克，川牛膝15克。

功效 Effect

滋阴降火、清热倒阳，适用于阴虚阳亢所致茎举不衰、性欲亢进等症。

🍵 制法 Method

头煎，3碗煎至1碗；二煎，清水2碗煎至半碗。早晚分服。

✦ 药理 Pharmacology

麦冬苦寒，为清心润肺之药；玄参滋阴入肾、润肺清热；知母滋肾水、泻肾火；黄柏清泻相火；川牛膝引火归源。

禁忌 Taboo

忌刺激性食物。

黄龙茶

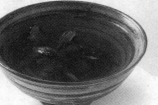

🍃 配方 Formula

黄柏12克，龙胆草、牡丹皮、赤芍各15克，山栀子、柴胡各10克，生地黄20克。

黄柏　　龙胆草　　牡丹皮　　赤芍

山栀子　　柴胡　　生地黄

功效 Effect

清泻湿热、凉血止血，适用于血精所致头昏烦躁、面红目赤、睾丸胀痛等症。

🍵 制法 Method

头煎，清水3碗煎至1碗；二煎，清

水2碗煎至半碗。早晚分服。

禁忌 Taboo

血精无湿热及脾胃虚寒者不宜服用。

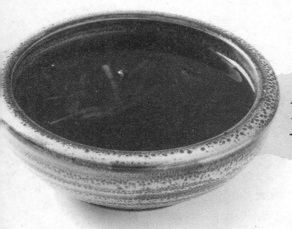

益母慢前茶

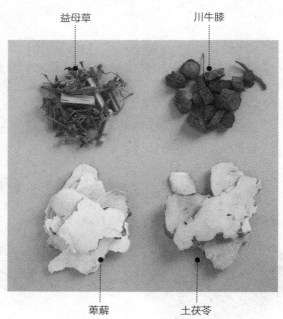

益母草　　　　　川牛膝

萆薢　　　　　　土茯苓

药材百科

萆薢，即黄姜、土黄莲，性平味苦，为传统渗湿利尿药。《本草纲目》中记载："萆薢，足阳明、厥阴经药也。厥阴主筋属风，阳明主肉属湿，萆薢之功，长于去风湿，所以能治缓弱顽痹、遗浊、恶疮诸病之属风湿者。"

🍃 **配方** Formula

益母草、土茯苓各30克，萆薢、川牛膝各20克。

📋 **功效** Effect

行淤利尿，适用于慢性前列腺炎及前列腺增生。

🍵 **制法** Method

头煎，清水3碗煎至1碗；二煎，清水2碗煎至半碗。

✚ **药理** Pharmacology

益母行淤利尿，虽为妇科专药，亦用于男科；萆薢即土黄莲，味苦性平，归肝、胃、膀胱经，用于泻湿固阳，祛风除痹；土茯苓清热解毒；川牛膝活血引药。

 Taboo

脾肾阳虚者不宜服用。

清肝开郁茶

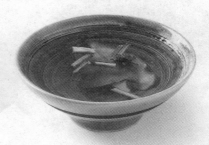

白芍　　益母草　　牡丹皮　　佛手

　　　　素馨花　　　　甘草

配方 Formula

白芍、益母草各20克，牡丹皮、佛手、素馨花各10克，甘草6克。

功效 Effect

清热解郁，适用于肝热导致的经期紧张综合症。

制法 Method

清水3碗煎至1碗，温服。

药理 Pharmacology

白芍、佛手舒肝止痛，牡丹皮、素馨花清泄肝热、行气止痛，益母草行滞调经，甘草和中。

禁忌 Taboo

脾肾阳虚者不宜服用。

地黄调经茶

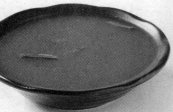
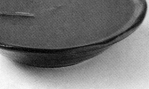

生地黄　　益母草　　麦冬　　阿胶　　地骨皮

配方 Formula

生地黄30克，益母草、麦冬、阿胶各15克，地骨皮10克。

功效 Effect

养阴调经，主治月经先期量少。

制法 Method

头煎，清水4碗煎至1碗；二煎，清水2碗煎至半碗。早晚分服。

药理 Pharmacology

生地黄、麦冬、阿胶皆能凉血养血，滋液补阴；地骨皮清虚火；益母草调经。

禁忌 Taboo

气虚不固导致的月经先期者不宜服用。

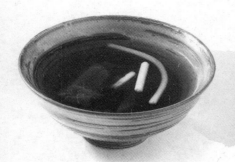

白芍清经茶

牡丹皮　　地骨皮　　青蒿

　　　白芍　　　　益母草

🌿 配方 Formula

牡丹皮、地骨皮、青蒿各10克，白芍、益母草各20克。

功效 Effect

清热凉血、养阴调经，主治月经先期量多，质稠而黏。

制法 Method

头煎，清水4碗煎至1碗；二煎，清水2碗煎至半碗。早晚分服。

✤ 药理 Pharmacology

牡丹皮清热凉血，地骨皮养阴清热，青蒿清热泻火，白芍敛阴和营。

禁忌 Taboo

脾虚胃寒者不宜服用。

母子茶

益母草　　地榆　　茺蔚子　　生地黄

　　牡丹皮　　　　甘草

配方 Formula

益母草、地榆各20克，茺蔚子10克，生地黄30克，牡丹皮15克，甘草6克。

功效 Effect

清热凉血，主治月经提前、质黏臭污。

制法 Method

头煎，清水4碗煎至1碗；二煎，清水2碗煎至半碗。早晚分服。

禁忌 Taboo

脾胃虚寒、肾虚者不宜服用。

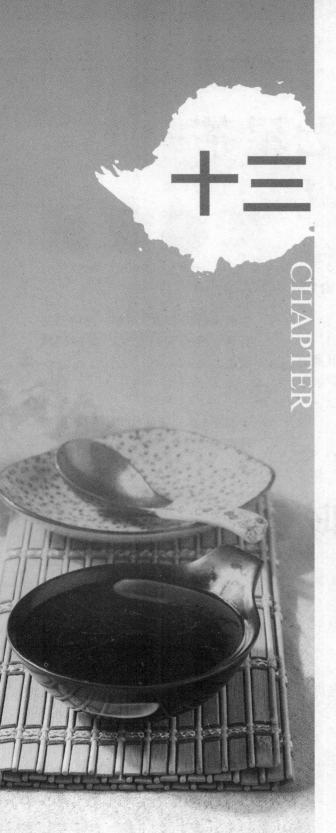

十三

小儿适用

儿童年幼体弱，易感外邪，因此市面上存在不少特别针对儿童而制作的凉茶，其中比较著名的包括小儿清热茶、小儿夜尿茶、小儿偏食茶、小儿便结茶、小儿虚汗茶等几种。儿童喝后，一般都有立竿见影的效果。不过必须指出的是，儿童的脾胃调节功能尚处在建立和完善阶段，对外来药物的寒凉刺激不能及时调整和适应，所以儿童不宜多饮凉茶。这一点各位读者应该注意。

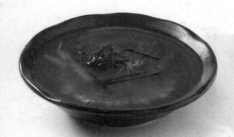

七星茶

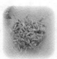

谷芽　　淡竹叶　　钩藤　　蝉蜕

🌿 **配方** Formula

生薏米、谷芽各15克，山楂6克，淡竹叶10克，钩藤3克，蝉蜕1.5克，甘草1.5克。

▦ **功效** Effect

祛风定惊、清热消滞，可用于儿童消化不良、不思饮食、口气臭秽、夜睡不宁、惊跳梦呓、小便短赤等症。

🍵 **制法** Method

清水2碗煎成1碗，一天内分2~3次饮用。

✛ **药理** Pharmacology

生薏米健脾渗润，谷芽、山楂消滞开胃，钩藤平肝熄风，蝉蜕疏风散热。

禁忌 Taboo

半岁至1岁儿童服用此茶时剂量需减半。

鸡咳茶

川贝母　　水翁花　　苦瓜干

🌿 **配方** Formula

川贝母9克，水翁花12克，苦瓜干12克。

▦ **功效** Effect

清热解毒、化痰止咳，可用于小儿百日咳。

🍵 **制法** Method

清水2碗煎至大半碗，分2~3次1日服完。

✛ **药理** Pharmacology

川贝母止咳润肺，水翁花清热解毒，苦瓜干解热除烦。

禁忌 Taboo

脾胃虚寒及寒痰、湿痰者慎服。

小儿消积茶

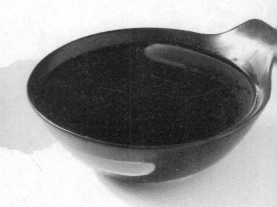

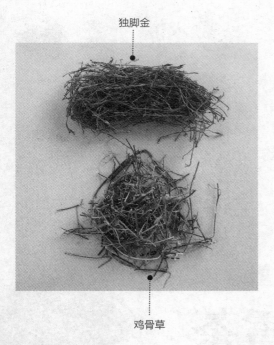

独脚金

鸡骨草

配方 Formula

鸡骨草15克，独脚金10克。

功效 Effect

清肝利胆、舒肝止痛，可用于黄疸、胁肋不舒、胃脘胀痛等症。

制法 Method

清水1碗半煎至大半碗饮用。

药理 Pharmacology

鸡骨草化积利尿；独脚金即疳积草，有平肝清热之用。

禁忌 Taboo

鸡骨草种子有毒，用时必须摘除豆荚。凡虚寒体弱者慎用。

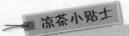

凉茶小贴士

该茶如加鲜猪肝50克同煎，更有补养肝血之效。

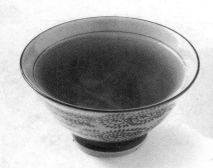

小儿防疹茶

🌿 配方 Formula

太子参10克，沙参、桑叶、生地黄各15克。

功效 Effect

清热凉血、养阴生津，适用于麻疹恢复期的低热、咳嗽、唇红、烦躁等症。

制法 Method

清水3碗煎至1碗，早晚温服。

太子参　　沙参　　　桑叶　　　生地黄

药理 Pharmacology

太子参养阴生津，为儿科热病阴伤调养之凉药；生地黄凉血养阴、生津清热；沙参养阴润肺。

禁忌 Taboo

脾胃虚弱、便溏患儿慎用。

小儿消雪茶

生地黄　　土茯苓　　淡竹叶　　灯心草

🌿 配方 Formula

生地黄、土茯苓各10克，淡竹叶3克，灯心草3扎，甘草2克。

功效 Effect

解毒利湿、清心泻火，可用于清泄心脾积热，缓解小儿鹅口疮。

制法 Method

清水2碗煎至半碗，分2～3次温服。

药理 Pharmacology

土茯苓性平味淡，主治湿热淋浊、瘰疬疥癣等症；生地黄性凉味甘，主治阴虚发热、吐血衄血等症；灯心草有利水通淋、清心降火之效。

禁忌 Taboo

体虚便溏者慎用。

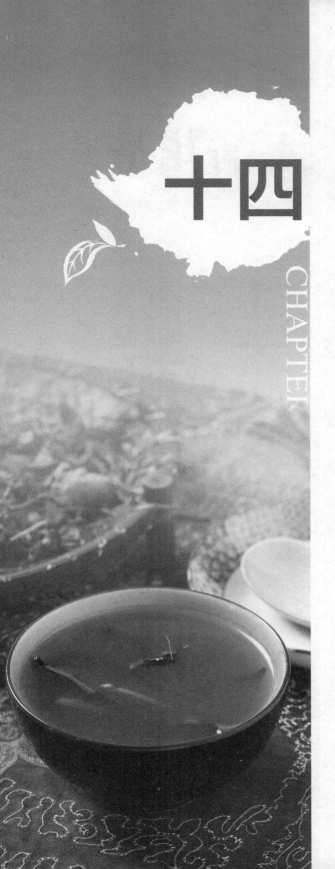

十四 其他

广东凉茶品种丰富，药效各异。由于篇幅限制，前文所列仅为冰山一角，无法概全，故编本节，查漏补遗。再取水翁花茶、山楂乌梅汤、滋阴宁静茶、败酱急阑茶、桃仁慢阑茶、三金茶等13款凉茶，以供读者之需。另外必须说明的是，本书虽以专效分类，其实就凉茶的药用价值而言，共性大于特性。读者只要以"凉"为纲，抓住凉茶清热解毒这个主要特点，自然就能喝懂凉茶、喝好凉茶。

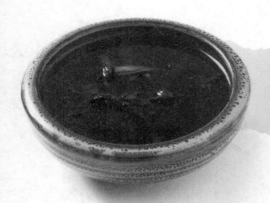

水翁花茶

水翁花

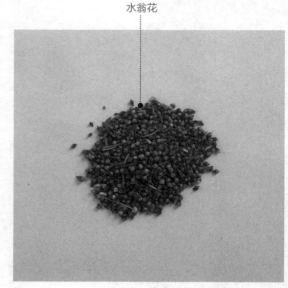

药材百科

　　水翁花又名水雍花、大蛇药，喜生于水边，常栽于村落旁，分布与广东、广西等地。水翁花始载于《岭南采药录》，记名为"水翁花"，之后大部分文献均袭用此名。水翁花含有黄酮甙、酚类、氨基酸。《广东中药》谓之："治外感发热头痛，感冒恶寒发热。"

配方 Formula

水翁花30克。

功效 Effect

清热散毒、消食解滞，可用于感冒发热、急性肠胃炎、消化不良等症。

制法 Method

清水2碗煎至1碗饮用。

药理 Pharmacology

水翁花为桃金娘科植物，性凉味苦，花蕾可作凉茶，有祛风解表之效。

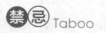 禁忌 Taboo

水翁花导滞，脾胃虚寒者慎用。

山楂乌梅汤

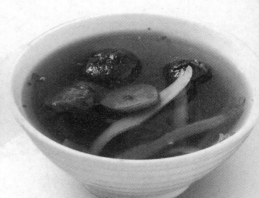

甘草　　　　　　乌梅

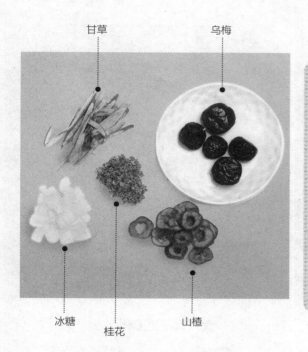

冰糖　　桂花　　山楂

药材百科

乌梅别名酸梅、黄仔、合汉梅、干枝梅，为蔷薇科落叶乔木植物梅的近成熟果实。现代药理研究证明：青梅或梅子汁中含钾多而含钠较少，长期服用排钾性利尿药者宜食之；所含儿茶酸能促进肠蠕动，便秘之人宜食之；所含多种有机酸，可改善肝脏机能，肝病患者亦宜食之。

配方 Formula

乌梅、山楂(干)各250克，桂花、甘草、冰糖各50克。

功效 Effect

消暑解渴，开胃消滞。

制法 Method

干乌梅、山楂泡开，连同桂花、甘草、冰糖加水小火熬煮6小时即成。

药理 Pharmacology

乌梅收敛生津，安蛔驱虫；山楂开胃消食，化滞消积；甘草和中。

禁忌 Taboo

感冒发热、咳嗽多痰、菌痢肠炎者忌食，实邪者禁服。

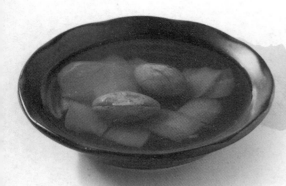

橄榄萝卜茶

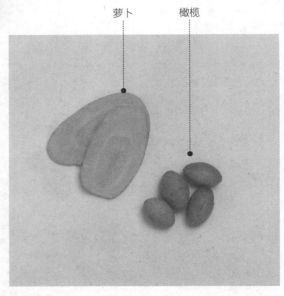

萝卜　　橄榄

药材百科

希腊神话中有一段关于橄榄的传说：宙斯让战神和雅典娜各自创造一样东西，看看谁的更好。于是战神创造了骏马，雅典娜则变出了橄榄。雅典娜说战马用来打仗，只为世界增添痛苦；而橄榄味道鲜美，能给人们带来幸福。最后，宙斯判定雅典娜获胜。

🍃 **配方** Formula

橄榄60克，萝卜250克。

🔲 **功效** Effect

清咽消食、下气利尿，可用于流感、感冒、支气管炎、急性咽炎、肝气郁滞、酒毒频繁等症。

🥄 **制法** Method

萝卜切片（不去皮）与橄榄同煎，清水5碗煎至1碗半饮用。

✤ **药理** Pharmacology

橄榄生津止渴、清肺利咽，萝卜消

食开胃、止渴化痰。

禁忌 Taboo

该茶下气，孕妇慎用。胃酸过多者不宜食用新鲜橄榄。

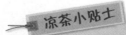

凉茶小贴士

若发现橄榄色泽变黄且有黑点，证明果品已不新鲜，必须洗净食用。

滋阴宁静茶

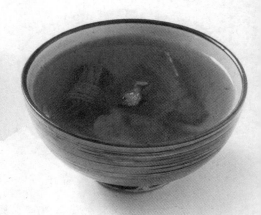

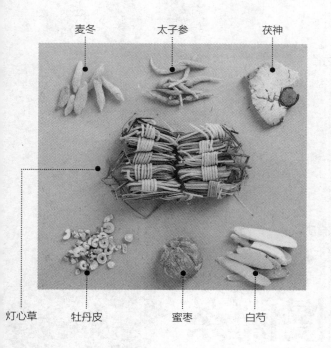

麦冬　太子参　茯神

灯心草　牡丹皮　蜜枣　白芍

药材百科

茯神为多孔菌科卧孔属植物茯苓的菌核，原物种为低等植物，是寄生在松树上的真菌。药用部分为干燥菌核体。性味甘平。有渗湿、健脾、宁心等功能。用于痰饮、水肿、小便不利、泄泻、心悸、眩晕。茯苓皮，利水消肿，用于水湿浮肿等症。世界各地均有分布。

配方 Formula

太子参、麦冬、白芍、茯神各10克，牡丹皮6克，灯心草10扎，蜜枣3颗。

功效 Effect

滋阴潜阳、宁神益智，适用于多动症所致形体消瘦、面颊发红、神思涣散等症。

制法 Method

清水3碗煎至1碗，早晚分服。

药理 Pharmacology

太子参、麦冬益气生津，牡丹皮、白芍清肝泻火，茯神宁神益智，蜜枣甘润。

禁忌 Taboo

脾肾阳虚者不宜服用。

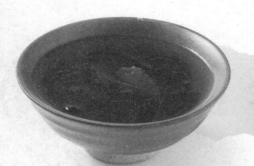

清热消麦茶

配方 Formula

生地黄、蒲公英各20克，夏枯草、连翘各15克，赤芍10克，浙贝母12克。

生地黄　　蒲公英　　夏枯草　　连翘

赤芍　　　　浙贝母

功效 Effect

清热解毒、泻火通腑，主治热毒上攻引起的麦粒肿。

禁忌 Taboo

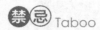

脾胃虚寒者不宜服用。忌食辛辣、燥热及发物。

制法 Method

头煎，3碗煎至1碗；二煎，清水2碗煎至半碗。早晚饭后服用。

桃仁慢阑茶

牡丹皮　　桃仁　　冬瓜仁　　土茯苓

薏米　　　　蒲公英

配方 Formula

牡丹皮、桃仁各12克，冬瓜仁、土茯苓、薏米、蒲公英各30克。

功效 Effect

清热化湿、行淤散结，主治慢性阑尾炎引起的右下腹疼痛、恶心呕吐。

制法 Method

头煎，清水3碗煎至1碗；二煎，清水2碗煎至半碗。早晚分服。

禁忌 Taboo

脾胃虚寒者慎用。

败酱急阑茶

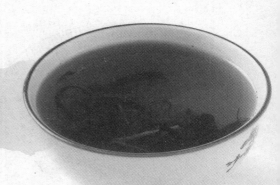

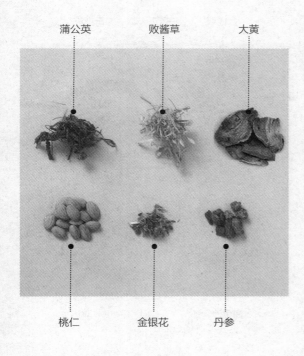

蒲公英　　　败酱草　　　大黄

桃仁　　　金银花　　　丹参

配方 Formula

金银花、蒲公英、败酱草各30克，丹参20克，桃仁12克，大黄10克。

功效 Effect

行气活血，清热解毒，适用于急性阑尾炎等症。

制法 Method

头煎，清水3碗煎至1碗；二煎，清水2碗煎至半碗。早晚分服。

药理 Pharmacology

金银花清热解毒、消肿止痛，丹参行气活血，桃仁散淤降泄，蒲公英、败酱草清热行淤；大黄散淤通便。

禁忌 Taboo

脾胃虚寒者慎用。

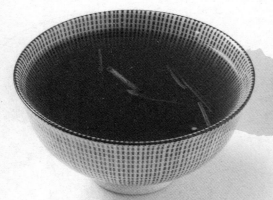

三金茶

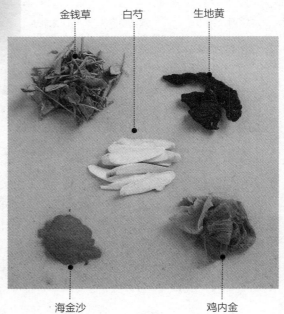

金钱草　　白芍　　生地黄

海金沙　　　　　鸡内金

药材百科

　　鸡内金是指家鸡的砂囊内壁，用于治疗饮食积滞，小儿疳积。本品有较强的消食化积作用，并能健运脾胃。广泛用于米面薯芋肉食等各种食滞症。病情较轻者，单用研末服用有效。若治食积不化、脘腹胀满，可与山楂、麦芽、青皮等同用。治小儿脾虚疳积，可与白术、山药等同用。

🌿 配方 Formula

金钱草30克，海金沙12克，鸡内金、白芍、生地黄各20克。

🍵 功效 Effect

清热利湿，通淋逐石，主治输尿管结石所致排尿不畅等症。

🥄 制法 Method

头煎，清水3碗煎至1碗；二煎，清水2碗煎至半碗。早晚分服。

✳ 药理 Pharmacology

金钱草清利湿热、通淋排石，是治疗结石之要药；海金沙甘寒清理，化石排石；生地黄、白芍利水不伤阴。各药合用，排石溶石之效大显。

禁忌 Taboo

脾胃虚寒者不宜服用。

三藤茶

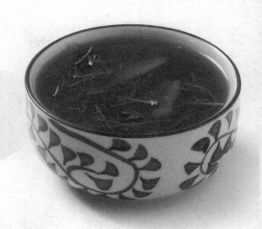

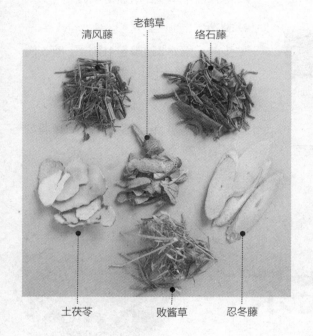

清风藤　老鹤草　络石藤

土茯苓　败酱草　忍冬藤

药材百科

罗思举《草药图》云："清风藤又名青藤，其木蔓延木上，四时常青。采茎用。南城具寻风藤即清风藤，蔓延屋上，土人取茎治风湿，云藤以黄缘枫树而出树梢者为真，夺枫树之精液，年深藤老，故治风有殊效，余皆无力。"

配方 Formula

忍冬藤、清风藤、败酱草、土茯苓、老鹤草各30克，络石藤20克。

功效 Effect

清热解毒，疏风除湿，活血通络，适用于风湿引起的痛风症。

制法 Method

头煎，清水4碗煎至1碗；二煎，清水2碗煎至半碗。早晚分服。

药理 Pharmacology

忍冬藤、络石藤、清风藤清凉解毒，入络通经；土茯苓、败酱草、老鹤草清热解毒，利水消肿。

禁忌 Taboo

脾胃虚弱者慎服。

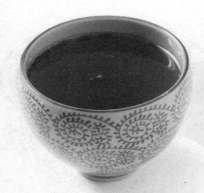

宁耳茶

化脓性中耳炎的化脓前期。

桑叶　　甘菊　　连翘　　蒲公英

配方 Formula

桑叶10克，甘菊20克，连翘15克，蒲公英25克。

功效 Effect

疏风祛邪，清热解毒，适用于急性

制法 Method

头煎：清水3碗煎至1碗；二煎，清水2碗煎至半碗。早晚饭后服。

药理 Pharmacology

桑叶疏风散邪；甘菊、连翘、蒲公英清热解毒。

禁忌 Taboo

忌辛辣、酒类、虾、蟹及发物。

青芪茶

青黛　　北芪　　蒲公英

麦冬　　玄参　　生地黄

配方 Formula

青黛6克，北芪10克，蒲公英、麦冬、玄参各12克，生地黄20克。

功效 Effect

滋阴降火，清热解毒，主治复发性口腔溃疡。

制法 Method

头煎，清水3碗煎至1碗；二煎，清水2碗煎至半碗。早晚饭后服用。

禁忌 Taboo

胃寒者不宜服用。